ENVELA - VERLAG

Hinweis

In der Ansprache der Geschlechter meine ich grundsätzlich immer alle Menschen.
Aus Gründen des Leseflusses verwende ich mal die weibliche und mal die männliche Anrede und möchte damit niemanden benachteiligen.

8. überarbeitete Auflage, Dezember 2024

www.mariasanchez.de
Envela Verlag Hamburg
Buchgestaltung: Swen Seegers
Umschlaggestaltung: Markus Friedrich
Druck und Bindung: BELTZ Bad Langensalza GmbH
ISBN 978-3-9813308-4-7

Maria Sanchez

Sehnsucht und Hunger

Heilung von emotionalem Essen

ENVELA

Über die Autorin

Maria Sanchez ist Gründerin der psychologischen und spirituellen Bewegung „Sehnsucht und Hunger“ und „EssentialCore“. Sie arbeitet als Traumatherapeutin in Hamburg, wo sich auch ihr Ausbildungs- und Seminarzentrum befindet.
Durch ihre traumatische, von Gewalt beherrschte Kindheit geprägt, litt sie über viele Jahre stark unter einer Essstörung, unter Depressionen und Ängsten. Ein Zusammenbruch mit Anfang 20 ließ sie den von ihr bis dahin eingeschlagenen Lebensweg nicht weitergehen. Was dann begann, war ein außergewöhnlicher Heilungsweg, der Maria Sanchez eine tiefe spezielle Wahrnehmung für häufig unerkannte innere Prozesse eröffnete. Das Aufdecken dieser blinden Flecke in der Psychologie und Spiritualität wurde zu einem Kernaspekt ihrer Arbeit.
Mit ihrem Ansatz konnte Maria Sanchez einen Ausstieg aus ihrer Essstörung erfahren und verlor 30 Kilo ohne reglementierende Maßnahmen – wie beispielsweise Ernährungs- oder Sportprogramme. Darüber hinaus konnten auch ihre Depression und Angststörung Heilung erfahren. Seit Jahren zeigt sie Menschen erfolgreich, wie sie diese von ihr entwickelte Herangehensweise erlernen und anwenden können.
Maria Sanchez hält Vorträge im deutschsprachigen Raum, gibt Seminare, leitet Online-Kurse und bietet zudem eine Ausbildung zur EssentialCore · Sehnsucht und Hunger - TherapeutIn an.

Weitere Informationen finden Sie unter:
www.mariasanchez.de

Für Henny Nordholdt

Inhalt

„Ich dachte immer: Wenn ich schlank bin, beginnt das Leben. Aber das stimmt nicht. Erst wenn ich lebe, werde ich schlank.“

Eine Seminarteilnehmerin

1

Vorwort

Wir haben gute Gründe, warum wir essen

Lieber Leser,

wenn Sie dieses Buch in Händen halten, haben Sie wahrscheinlich schon zahlreiche Erfahrungen mit Diäten gemacht. Vermutlich haben Sie über reglementierende Maßnahmen erfolglos versucht, Ihr Wohlfühlgewicht zu erreichen oder dauerhaft zu halten. Das Gefühl des Versagens nach einer gescheiterten Diät ist Ihnen bestimmt vertraut.

Dass diese Herangehensweise bisher ohne dauerhaften Erfolg blieb, liegt jedoch nicht daran, dass Sie zu undiszipliniert oder willensschwach sind. Es liegt daran, dass sich Diäten und andere Kontrollmechanismen immer nur mit den Regeln der Nahrungsaufnahme befassen. Die zentrale Frage nach der Ursache des Problems – *Warum esse ich eigentlich, wenn ich keinen körperlichen Hunger habe?* – wird dabei nicht berührt.

Nach Erscheinen der ersten Auflage erhielt ich zahlreiche, sehr bewegende E-Mails, in denen Leser mir mitteilten, wie sehr ihnen dieses Buch geholfen hat. Ich möchte mich herzlich dafür bedanken, dass sie mich an ihren Erfahrungen teilhaben ließen.
Doch es gab auch einige Rückmeldungen, in denen Leser ihren

Unmut darüber äußerten, dass dieses Buch zwar einige Übungen zum besseren Verständnis aufzeigt, es aber grundsätzlich keine praktischen Anweisungen enthält, um das Essproblem zu lösen. Diesen Unmut kann ich gut verstehen. Mir ist bewusst, dass es auf diesem Gebiet üblich ist, eine schnelle Lösung über Tipps, Ratschläge und Übungen anzupreisen – mit der Verheißung, dadurch aus dem Teufelskreis herauszukommen.

Meine Erfahrung ist jedoch eine andere. Als ehemals selbst Betroffene und auch durch meine langjährige Erfahrung als Therapeutin auf diesem Gebiet ist mir deutlich geworden, dass dem emotionalen Essproblem eine Suchtstruktur zugrunde liegt. Bei dem einen eine leichte, bei dem anderen eine stärkere. Wenn Sie sich seit vielen Jahren in einem Gewichts- oder Essenskampf befinden und das Gefühl haben, nicht herauskommen zu können, liegt der Grund aus meiner Sicht in der Fehleinschätzung der Ausgangssituation.

Einer Suchtstruktur mit einer Diät, einem Ernährungsplan oder Ratschlägen begegnen zu wollen, ist meiner Ansicht nach absurd und von vornherein zum Scheitern verurteilt. Niemand würde einem Alkoholiker oder einem Spielsüchtigen ein Buch mit Tipps und Übungen in die Hand drücken und ernsthaft glauben, er löse damit das Suchtproblem.

Wenn Sie dieses Buch erworben haben, sind Sie vielleicht an einem Punkt angekommen, an dem Sie bezüglich Ihres Essproblems verzweifelt sind. Ich kann sehr gut nachvollziehen, dass der Wunsch nach einer schnellen Lösung dementsprechend groß ist. Aber erlauben Sie mir folgende Frage: Wie viele Bücher oder auch Zeitschriften mit Verhaltensprogrammen haben Sie bereits gelesen und wie anhaltend war Ihr Erfolg damit?

Es mag lukrativer sein, derartige Bücher auf den Markt zu bringen. Sie halten die Illusion aufrecht, dass es nur ein paar kleiner Tricks bedarf, um den Esskampf zu beenden. Aus tiefem Respekt für den Heilungsweg jedes Einzelnen, entscheide ich mich ganz bewusst gegen die Verflachung dieses komplexen Problems.

Emotionales Essen ist heilbar! Und der persönliche Essensheilungsweg lohnt sich sehr! Er führt uns in ein Wohlgefühl mit uns selbst, von dem die meisten Menschen glauben, es erst erreichen zu können, wenn sie schlank sind. Es ist jedoch genau anders herum: Unser Wohlfühlgewicht ist die äußere Entsprechung eines inneren Wohlgefühls und dieses zeichnet sich nicht dadurch aus, dass wir jahrelang gegen uns kämpfen.

Was braucht es, um diesen Weg zu gehen? Als allererstes erfordert es den Mut, den Irrglauben einer Lösung durch schnelle Tipps und Ratschläge loszulassen. Den Mut, unseren Blick nach innen zu richten und zu spüren, was uns daran hindert, uns in uns selbst wohl und emotional genährt zu fühlen. Die Bereitschaft, dieses zu tun, ist der erste Schritt. Das Erkennen und Erspüren der tiefer liegenden Gründe der zweite – das Arbeiten daran und die Auflösung dieser Gründe der dritte.

Dieses Buch dient als Fundament und Wegweiser zu einem neuen Selbstverständnis.

Jeder, der ein Problem mit dem Essen hat, weiß, dass bestimmte Nahrungsmittel viele Kalorien haben und andere wenige. Die meisten Menschen, die emotional essen, sind Experten für Kalorientabellen. Sie wissen längst, dass Obst gesünder ist als Schokolade und dass diese einen höheren Brennwert hat. Darüber brauchen wir keine weiteren Informationen. Zu essen, ohne zuvor vom Körper das Signal *Hunger* bekommen zu haben, hat weder mit falscher Ernährung noch mit Maßlosigkeit, fehlender Disziplin oder Genusssucht zu tun. Wenn wir emotional essen, geht es um einiges mehr als um das Essen selbst.

Wir haben gute Gründe für das, was wir tun. Wenn wir diesen tieferen Ursachen nicht auf den Grund gehen, verstehen wir nicht, warum wir zu viel essen müssen, und fühlen uns in uns selbst fremd. Dieser Zustand kann nicht nur sehr schmerzhaft sein, sondern darüber hinaus auch unser Selbstwertgefühl empfindlich angreifen.

Erst wenn wir uns nicht mehr von unserem Kampf mit den Kilos hypnotisieren lassen und uns stattdessen den seelischen Gründen zuwenden, kann etwas Neues entstehen. Indem wir uns um die Ursache unseres Essproblems kümmern, können wir den kraftraubenden Teufelskreis wirklich dauerhaft durchbrechen.

Vor einigen Jahren wog ich noch 30 Kilo mehr als heute. Meine Esssucht und die daraus resultierenden inneren Kämpfe zerfraßen mich so sehr, dass ich mich als Opfer meiner selbst fühlte. Ich konnte nicht verstehen, warum ich einem Automatismus folgte und immer mehr aß, als ich eigentlich wollte. Noch viel weniger konnte ich es akzeptieren.

Dank meiner langjährigen Arbeit als Therapeutin auf diesem Gebiet und meinen eigenen Erfahrungen durfte ich feststellen, dass das emotionale Essproblem wirklich dauerhaft zu lösen ist. Und zwar ohne Kontrolle und Selbstkasteiung – sondern vielmehr mit Achtsamkeit, Respekt und Liebe.

Den eigenen Heilungsweg zu gehen, ist ein sehr spannender und lohnender Prozess. Schließlich führt er uns nicht nur zum Wohlfühlgewicht, sondern auch zu einer stetigen Entfaltung der eigenen Persönlichkeit. Wir gewinnen durch ihn einen besseren Zugang zu unserer Kraft und unserem Leben.

Obwohl dieses Buch kein Arbeitsbuch ist, werden Sie an der einen oder anderen Stelle Fragen finden sowie drei Übungen. Dies sind Einladungen, die Ihnen helfen sollen, die Inhalte besser in Ihr Leben einzuordnen.

Alle in diesem Buch aufgeführten Beispiele und Kommentare sind den Sitzungen mit Menschen entnommen, die ich in den *Sehnsucht und Hunger*-Seminaren, Jahresgruppen und Einzelsitzungen in meiner Praxis begleitet habe. Um die Privatsphäre dieser Menschen zu schützen, sind ihre Namen jedoch verändert.

Dieses Buch ist kein Ratgeber, sondern vielmehr ein Weckruf. Es ist als Einladung zum Umdenken gedacht, und ich würde mich sehr freuen, lieber Leser, wenn es Ihnen zu einem anderen Blick auf Ihr emotionales Essproblem verhilft. Zu einem Blick, der nicht straft und abwertet, sondern der Sie Lebendigkeit und Lebensfreude entdecken lässt. Ich möchte Sie einladen, für sich selbst zu einer liebevollen Freundin oder einem liebevollen Begleiter zu werden.

Ich wünsche Ihnen von Herzen, dass Sie das große Potenzial für Ihr persönliches Wachstum entdecken, das in Ihrem Essproblem schlummert.

Herzlichst
Ihre
Maria Sanchez

2

Was ist emotionales Essen?

Obwohl wir körperlich satt sind, essen wir. So verzehren wir beispielsweise die Schokolade am Abend vor dem Fernseher oder das Käsebrötchen bei der Arbeit, obwohl wir keinen körperlichen Hunger verspüren. Wir brauchen noch keine Nahrung, trotzdem greifen wir zu.

Emotionales Essverhalten kann aber auch bedeuten, dass wir eine Mahlzeit hungrig beginnen und dann mit dem Essen nicht aufhören können, obwohl unser Körper uns signalisiert, dass er längst satt ist. Es ist also kein biologischer, kein körperlicher Hunger, der uns zum Essen auffordert. Hier geht es um tiefer liegende Gründe, nämlich um unsere Gefühle. Deshalb spreche ich in diesem Zusammenhang von emotionalem Essen.

Jeder Mensch isst zuweilen emotional. Auch natürlich schlanke Menschen essen manchmal mehr, als ihr Körper braucht. Der Unterschied zwischen normalem Essverhalten und einer emotionalen Essstörung liegt darin, dass es bei natürlich schlanken Menschen erstens selten vorkommt und sie sich zweitens keine Gedanken darüber machen müssen, wie sie die aufgenommenen Kalorien wieder loswerden. Es pendelt sich bei ihnen auf natürliche Weise von allein wieder ein.

Emotional essende Menschen hingegen kontrollieren sich beim Essen und haben dadurch kein entspanntes Verhältnis dazu. Bei den meisten treten regelmäßig Essanfälle auf. Es gibt aber auch Menschen, die keine Essattacken haben, sondern einfach permanent aufpassen, was und wie viel sie zu sich nehmen. Ob jemand normal- oder übergewichtig ist, spielt bei einer emotionalen Essstörung keine Rolle.

Laut medizinisch-therapeutischer Kategorisierung müssen bestimmte Kriterien erfüllt sein, damit man von einer Essstörung sprechen kann. Meiner Erfahrung nach sind diese Kriterien nicht weit genug gefasst. So muss beispielsweise zur Diagnose einer Binge-Eating-Störung mindestens sechs Monate lang, an zumindest zwei Tagen pro Woche ein Anfall von Heißhunger aufgetreten sein. Außerdem müssen in kürzester Zeit ungewöhnlich große Mengen an Nahrungsmitteln aufgenommen worden sein.

Ich kenne jedoch viele Menschen, die diese offiziellen Kriterien nicht erfüllen und dennoch ein Essproblem haben, unter dem sie stark leiden.

So gibt es beispielsweise Übergewichtige, die keine ungewöhnlich großen Nahrungsmittel in kürzester Zeit zu sich nehmen. Die Essstörung äußert sich bei ihnen dadurch, dass sie über den gesamten Tag verteilt kontinuierlich mehr essen, als ihr Körper braucht („Pegelesser"). Es gibt auch Menschen, die kein Übergewicht haben, ihre Figur jedoch nur durch Verhaltenskontrolle wie

Diät, Sport oder andauernde Selbstdisziplinierung halten können. Da sie ohne Reglementierungen zunähmen, nenne ich sie die „dünnen Dicken". Näheres dazu im gleichnamigen Kapitel. Dies sind Beispiele, die unter heutigen medizinischen Aspekten der Klassifikation Essstörung nicht erfasst würden, obwohl sich diese Menschen stark von ihrem Essproblem in ihrer Lebensqualität eingeschränkt fühlen.

Jeder Mensch ist anders und somit äußert sich auch sein Essproblem individuell. Da eine Gemeinsamkeit jedoch darin besteht, dass Essen zum Abdämpfen für ein tiefer liegendes Gefühl genutzt wird, habe ich den umfassenderen Begriff „emotionales Essen" gewählt.

3

Damit es funktionieren kann

„Mitten in dem, was wir Problem nennen,
liegen Pfade und Wege, die wir noch nicht entdeckt haben.“
Arnold Mindel

Jeder Mensch besitzt sowohl eine mentale wie eine körperliche Ebene. Die mentale Ebene steht für unser Denken, für unsere Imagination und für das Erkennen von Zusammenhängen. Sie ist sozusagen unsere Kopfebene. Die körperliche Ebene hingegen steht für unsere Gefühle. Wenn wir uns unruhig, müde, einsam, ängstlich usw. fühlen, können wir dies durch Empfindungen in unserem Körper spüren.

Auch wenn wir es nicht bewusst wahrnehmen, ist jedes Problem immer auf beiden Ebenen vorhanden.

Da in unserer Gesellschaft der Schwerpunkt auf dem Denken und Erkennen liegt, also auf der mentalen Ebene, vergessen wir bei der Lösung eines Problems oft die Einbeziehung unseres Körpers. Wir sind es gewohnt, die mentale und die körperliche Ebene voneinander zu trennen. Doch es ist der Körper, in dem sich genau die Spannungen wiederfinden, die wir versuchen, uns bei einem emotionalen Essdrang „wegzuessen“.

Manchmal besuchen Menschen meine Seminare, die schon mehrere Jahre Therapie hinter sich haben. Sie wissen bereits, dass sie emotional essen, weil sie sich beispielsweise überfordert, erschöpft, gestresst oder einsam fühlen. Dieses Wissen ist wichtig, aber ohne die Einbeziehung unseres Körpers nicht effektiv. Häufig kann es die Frustration auch vergrößern.

Wenn uns beispielsweise bewusst ist, dass wir aus Einsamkeit emotional essen und es dennoch nicht sein lassen können, kann dieses Wissen unsere gefühlte Hilflosigkeit sogar noch verstärken.

Am Anfang ihrer Therapie schilderte meine Klientin Petra diese Problematik mit folgenden Worten:
„Ich habe einen Mann, der mich liebt, zwei Töchter, die wunderbar sind und führe eigentlich ein tolles Leben. Es könnte alles gut sein, ist es aber nicht. Da ist dieses Gefühl der Einsamkeit, diese innere Leere. Dann schäme ich mich dafür und fühle mich schuldig, weil ich das Gefühl habe, nie genug zu bekommen. Das Essen ist dann etwas, das mich beruhigt und füllt, nur leider nicht von Dauer. Ich weiß, dass ich esse, weil ich diese Leere nicht aushalte, aber was nützt mir dieses Wissen?“

Wollen wir vom emotionalen Essen loskommen, ist es notwendig, neben dem Erkennen von Zusammenhängen auch körperlich in Kontakt mit dem zu kommen, was wir uns in dem Moment lieber „wegessen“ würden. Erst wenn wir diese Gefühle tatsächlich spüren und sie Schritt für Schritt von ihrem Kern aus auflösen, können wir uns von ihnen befreien. Erst dadurch erhalten wir eine wirkliche Alternative.

Tun wir dies nicht, zweifeln wir an uns, weil wir in einer „schwachen Minute“ schon wieder essen mussten. Dann nützt es uns gar nichts, dass uns die Gründe doch eigentlich bekannt waren.

Das Erkennen kann der erste Schritt sein, aber erst die Einbeziehung unseres Körpers lässt uns die entscheidenden inneren Zusammenhänge nicht nur verstehen, sondern auch erfahren. So können wir das Problem auf der Kopf- und auf der Gefühlsebene erfassen. Indem wir es auch erfühlen und bearbeiten, können wir es schließlich dauerhaft lösen.

An dieser Stelle möchte ich erwähnen, dass es bei der Auflösung von blockierenden Gefühlen nicht um Entspannungstechniken wie autogenes Training oder Ähnlichem geht. Ganz im Gegenteil: Bestimmte Techniken konditionieren uns auf eine Art und Weise, die uns sofort in eine angenehme Schwere tauchen lassen. Vergleichbar mit einer Decke, die wir auf unser ursprünglich unangenehmes Gefühl legen. So wird ein tiefes Hineinspüren in die tatsächliche Wahrnehmung unseres Körpers erheblich erschwert, weil wir sie überlagern.

Eine Decke mag uns vorübergehend ein wohlig warmes Gefühl geben. Sie verschleiert jedoch den Blick auf das Eigentliche.

4

Diät ade – vom Ende einer Lieblingslüge

„Ich habe keine Lust mehr, mir jeden Morgen von meiner Waage eine Ohrfeige abzuholen!“
Eine Seminarteilnehmerin

Bevor wir in das nächste Kapitel einsteigen, möchte ich Sie einladen, einen Moment innezuhalten.
Welche Erfahrungen haben Sie bisher mit Diäten gemacht? Damit meine ich nicht nur die klassische Diät, sondern sämtliche von außen bestimmte Verhaltensregeln zur Gewichtsabnahme (z. B. Sport- und Diätprogramme, Light-Produkte, Ernährungsumstellung, Kalorienzählen).

Im Jahr 2007 waren in Deutschland laut einer Studie der International Association for the Study of Obesity (IASO) 75,4 Prozent der Männer und 58,9 Prozent der Frauen übergewichtig. Das bedeutet, sie hatten einen Body Mass Index[1] von über 25. Damit hielt Deutschland in dem Jahr den Spitzenplatz in Europa. Nur in den USA gab es mehr Übergewichtige.

Seit Jahren steigt die Zahl der Abnehmgruppen, die von Krankenkassen und privaten Organisationen ins Leben gerufen werden. Ihr Erfolg bleibt jedoch aus.

Die Anzahl der übergewichtigen Menschen steigt weiter an. Der Grund dafür liegt darin, dass sich reglementierende Maßnahmen immer nur an unsere Verstandesebene richten. Wir bekommen einen Plan, der uns vorschreibt, was wir essen dürfen und wie viel wir uns bewegen sollen. Wenn wir mehr essen, als unser Körper braucht, hat das jedoch nichts mit unserem Verstand oder unserer Vernunft zu tun.

Vom Kopf her wissen wir längst, dass Salat gesünder als Schokolade ist und wir uns nach der ganzen Packung Erdnüsse vermutlich nicht gut fühlen werden. Aber im entscheidenden Augenblick essen wir sie trotzdem. Gefühle und Vernunft wohnen nicht auf derselben Etage. Unsere Vernunft ist auf der Kopfebene zu finden, während unsere Gefühle in Form von Empfindungen in unserem Körper beheimatet sind. Es sind zwei vollkommen verschiedene Ebenen. Deshalb lässt sich das Essproblem über Reglementierungen auch nicht auf Dauer lösen.

Wie stark die Werbung der Diätindustrie dennoch auf uns wirkt, zeigt ihr Jahresumsatz in Europa: 93 Milliarden Euro* gaben Menschen im Jahr 2007 für Diätprodukte und sonstige Maßnahmen zur Gewichtsreduktion aus.

Die Unwirksamkeit dieser Herangehensweise konnte bereits vor zwei Jahren in einer Studie nachgewiesen werden, die in der amerikanischen Fachzeitschrift für Psychologie „American Psychologist" veröffentlicht wurde. In dieser Studie wurden 31 bereits

* Udo Pollmer: *Esst endlich normal!* (Piper, 2008)

veröffentlichte Diätstudien wissenschaftlich überprüft und ausgewertet, deren Resultate man über einen Zeitraum von zwei bis fünf Jahren verfolgt hatte.

Das Ergebnis war schockierend: Keine einzige Diät ist in der Lage, eine dauerhafte Gewichtsabnahme zu gewährleisten. Nach anfänglichen Erfolgen nahmen die Teilnehmer nach einiger Zeit wieder zu. Mehr als die Hälfte nahm sogar so stark zu, dass das Körpergewicht höher lag als zu Beginn der Diät.

Reglementierungen stellen keine Lösung des Problems dar, sondern lediglich einen Versuch, Kontrolle darüber auszuüben. Die Wurzel bleibt dabei gänzlich unberührt.

Wenn wir versuchen, dieses Thema auf der Vernunftebene zu lösen, erzeugen wir durch das Einschränken oder Verbieten von Nahrungsmitteln einen inneren Druck. Dieser führt in der Regel zu Gegendruck. Schlägt das Pendel infolge einer Reglementierung in die eine Richtung aus, schwingt es danach in die andere zurück. Jedes Verbot endet in einem Essanfall. Manchmal nach ein paar Stunden, bisweilen nach Tagen und hin und wieder erst nach einigen Monaten.

Eine nachhaltige Lösung setzt die Erkenntnis voraus, dass Gefühle mit der Vernunft nichts zu tun haben. Erkennen wir dies nicht, basteln wir an einer Baustelle herum, an der gar kein Reparaturbedarf besteht.

Unsere Vernunft ist nicht das Problem. Es sind unsere Gefühle, die unsere Aufmerksamkeit erfordern.

Frage ich die Teilnehmer meiner Seminare, was sie sich von ihrer Heilung erhoffen, kommen vor allem zwei Aussagen in unterschiedlicher Formulierung immer wieder. Da ist zum einen der Wunsch, den Kampf mit dem Gewichtsthema loszuwerden, um sich wohler, leichter und somit lebendiger zu fühlen. Zum anderen sprechen sie oft von der Sehnsucht nach Anerkennung und Liebe (Selbstliebe und Liebe von anderen).

Versuchen wir unser Gewichtsproblem durch Verhaltensregeln zu lösen, müssen wir gegen uns selbst ankämpfen. Wir sind weit weg von dem, was wir uns eigentlich wünschen.

Lebendigkeit und Liebe auf der einen und Kampf auf der anderen Seite schließen sich gegenseitig aus. Wer glaubt, erst kämpfen zu müssen, um Lebendigkeit erfahren zu können, wird sein Ziel nicht erreichen.

Das Denkschema, dem wir bei Diäten folgen, lautet: „Wenn ich erst schlank bin, dann …" (beginnt das Leben, spüre ich mehr Leichtigkeit, bekomme ich einen Partner, kann ich mich mehr akzeptieren und Ähnliches).

Es ist jedoch genau dieses Denkmuster, das uns von unserem Leben fernhält. Glauben wir, unser Leben könne sich erst verändern, wenn wir weniger wiegen, können wir unter Umständen Jahre, Jahrzehnte und mitunter sogar ein ganzes Leben lang warten. Was uns daran hindert, uns emotional genährter zu fühlen, hat nichts mit den Kilos zu tun.

Wären diese die Ursache, hätten wir sie nach einer Gewichtsabnahme beseitigt, und der Gewichtskampf wäre endgültig vorbei. Wir wären am Ziel und könnten ohne Kontrolle das Gewicht halten. Aber wie viele Diäten haben wir schon hinter uns? Und: Hatten wir danach je dauerhaften Erfolg?

Ich habe Menschen kennengelernt, die durch Abnehmprogramme schlanker wurden und frustriert darüber waren, dass der Zauber in ihrem Leben ausblieb. Geleitet von Verheißungen, die alle mit „Wenn ich erst schlank bin, dann …“ anfingen, nahmen sie mittels Diäten, Ernährungsumstellung, Fitness oder anderen Kontrollmechanismen ab und waren nach dem anfänglichen Hoch enttäuscht. Ihr Leben und ihr Gefühl für sich selbst änderte sich dadurch nicht grundlegend. Diese Menschen hatten lange darauf gewartet, dass ihr Leben endlich beginnen möge. Aber es begann nicht.

Nach dem anfänglichen Auftrieb, den wir oft durch eine Gewichtsabnahme erfahren, sind wir früher oder später wieder mit uns selbst konfrontiert.

Wir brauchen nicht vergeblich zu warten, bis wir schlank sind und dadurch etwas in unserem Leben beginnen kann. Wenn wir uns auf einer tieferen Ebene körperlich und mental dem widmen, was wir mit Essen versuchen zu überdecken, können wir es auflösen.

Dann werden wir zwangsläufig Gewicht verlieren. Die Sehnsucht nach Lebendigkeit und Liebe ist tief in uns verankert. Wenn bestimmte Gefühle und Glaubenssätze in uns verhindern, dass sie frei fließen können, lösen sich diese Blockaden durch eine Gewichtsabnahme nicht auf. Die Kilos sind vielmehr die Folge davon, dass wir die „blockierenden Gefühle" über das Essen versuchen, zu betäuben. Eine Zahl auf der Waage zaubert sie nicht fort. Wir wollen sie loswerden und essen deshalb gegen sie an.

Wir müssen an den Kern von der Sache zurück und mit ihm arbeiten. Es verschwendet sehr viel unserer Lebenskraft, ein emotionales Hungergefühl verschwinden lassen zu wollen, das uns anzeigt, wie es wirklich in uns aussieht.

Denn diese Gefühle und Bedürfnisse, die in Form von Essattacken an die Tür unseres Bewusstseins klopfen, sind ein Teil von uns. Es ist nichts von uns Getrenntes; wir selbst sind es, die klopfen und um Aufmerksamkeit bitten.

Dieser Weg verspricht nicht 20 Kilo weniger in zehn Tagen. Er dauert länger und er verläuft nicht linear. Aber der Gewichtsverlust funktioniert, ist dauerhaft und bringt uns Schritt für Schritt in ein emotional wohlgenährtes Leben.

In meiner übergewichtigen Zeit ging ich zu einer Abnehmorganisation, die Gewichtsreduktion über ein Punktesystem versprach. Ich hielt mich eine Zeit lang mit Disziplin an dieses System und konnte auch für eine Weile Gewicht verlieren. Ich weiß noch, dass ich damals dachte: „Jetzt habe ich es geschafft!"

Das Problem war, dass ich mich im Laufe der Zeit mehr und mehr von den Punkten gegängelt fühlte. Ich spürte das gleiche unfreie Gefühl wie früher beim Kalorienzählen, nur dass ich jetzt Punkte zählte. Ich hatte einfach die Kalorien- gegen die Punktetabelle eingetauscht.

Fragte mich jemand, was ich essen wollte, dachte ich in Punkten. Bei jedem Einkauf und jedem Essen bestimmten mich Punkte. Ich gab die Verantwortung für meinen Körper und für mich selbst an diese Tabelle ab. Nachdem ich mit dieser Methode mein Zielgewicht erreicht hatte, fragte ich die nette Leiterin meiner Abnehmgruppe, ob ich denn jetzt aufhören könne, mich an dieses Punktesystem zu halten. „Aufhören? Nein, das ist natürlich nicht möglich – Du nimmst ja sonst wieder zu! Du musst Dich damit arrangieren, ab jetzt immer weiter Punkte zu zählen."
Die Vorstellung, mich Zeit meines Lebens kontrollieren zu müs-

sen, stimmte mich nicht eben heiter. Dennoch bemühte ich mich, mithilfe dieser Methode mein Zielgewicht zu halten. Aber es klappte nicht. Nach einigen Monaten entglitt es mir immer mehr, sodass ich langsam wieder zunahm und mich, wie so oft nach einer Diät, wieder als Versagerin fühlte. Vielen Frauen, die in meine Seminare kommen, erging es ähnlich. Sie nahmen mit Hilfe dieser Strategie ab, konnten dieses Gewicht jedoch nicht halten, da sie sich früher oder später vom Punktesystem entfernten. Egal, wie sich eine Abnehmmethode nennt oder ob sie sich als Ernährungsumstellung tarnt, Reglementierungen sind letztlich doch auch nur eine Diät.

Da unsere Gefühle durch unsere Vernunft nicht auf Dauer kontrolliert werden können, löst keine Diät unser Gewichtsproblem endgültig. Zumindest nicht, wenn unsere Ziele Leichtigkeit, Lebendigkeit und Liebe heißen statt Kontrolle und Kampf.

Aus meiner Sicht ist es ein extrem schmerzhaftes Gefühl, sich selbst nicht zu verstehen und sich auch nicht vertrauen zu können. Wenn wir beim Essen spüren, dass etwas in uns stärker ist als unser eigener Wille, fühlen wir uns hilflos ausgeliefert und wie ferngesteuert. Das tut weh.

Vor uns selbst können wir nicht fliehen. In unserem Inneren mit einem vermeintlichen Feind – der Gier nach Essen – zu leben, ist qualvoll und kräftezehrend. Heilung bedeutet, dass wir die Verantwortung für uns selbst nicht an einen von außen vorgegebenen Plan abgeben, sondern uns unser Gefühl für uns selbst und das Vertrauen in uns wieder zurückholen.

Emotionales Essen als Wegweiser

plus Übung

Manche Menschen, die sich schon viel mit ihrer Vergangenheit auseinandergesetzt haben, sagen beim erneuten Blick auf ihre Lebensgeschichte zunächst: „Oh nein, nicht schon wieder das Thema Kindheit, nicht schon wieder meine Vergangenheit!“ Wenn jemand viele Jahre an sich gearbeitet hat und keine grundlegende Veränderung im Essverhalten feststellen konnte, kann es zu einer inneren Ermüdung kommen. Das kann den einen oder anderen davon abhalten, sich noch ein weiteres Mal mit seiner Biografie zu beschäftigen.

Bei der Heilung von emotionalem Essen geht es nicht darum, bestimmte Themen aus unserer Lebensgeschichte zum x-ten Mal durchzugehen. Wir brauchen nicht in unserer Vergangenheit zu graben und die Nadel im Heuhaufen zu suchen, um relevante Aspekte für unser Essproblem zu finden. Jeder Mensch hat in seiner Lebensgeschichte viele Themen, die er bearbeiten könnte. Es gilt zu lernen, den Essdrang quasi als direkten Hinweis zu nutzen. Mit dessen Hilfe gelangen wir heute direkt an die entscheidenden Punkte. Auf diese Weise wird unser Feind, der Essimpuls, zu unserem Verbündeten.

Wenn wir unserem Essdrang nicht sofort nachgeben, sondern stattdessen lernen, ihn zu erforschen, kommen wir in Kontakt mit genau den Gefühlen, denen wir durch Essen entkommen wollen.

Diese Gefühle können das Ergebnis bestimmter lebensgeschichtlicher Ereignisse sein. Aus diesen sind einschränkende Glaubenssätze[2] und Überzeugungen entstanden.

Um nachvollziehen zu können, was es bedeutet, dass uns unser Essdrang als Wegweiser dienen kann, möchte ich Sie zu folgender Übung einladen:

Übung

Versuchen Sie das nächste Mal, bevor Sie einem emotionalen Essimpuls nachgeben, zu lokalisieren, wo dieser Drang in Ihrem Körper sitzt. Das geht natürlich nur bei einem leichten oder mittleren Essdrang. Ist er zu stark, verlieren wir in der Regel zu schnell die Kontrolle.

Schließen Sie die Augen und fühlen Sie in sich hinein. Wo sitzt das Verlangen in Ihrem Körper? Wo sitzt die Gier? Fühlt es sich an wie ein Loch in Ihrem Hals? Oder ein Sog in Ihrem Mund? Oder spüren Sie einen Drang in Ihrem Kiefergelenk, etwas zu zerbeißen? Wenn Sie bisher wenig oder noch gar nicht mit Ihrem Körper gearbeitet haben, kann es ein wenig dauern, bis Sie ein

Gefühl dafür bekommen. Lassen Sie sich Zeit dabei, sich zu erforschen. Wo fühlen Sie den Essimpuls? Wenn Sie ganz in diesen Essdrang hineinspüren, mit welchem Gefühl kommen Sie in Kontakt? Empfinden Sie Ärger, Traurigkeit, Unruhe, Überforderung, Einsamkeit, oder was nehmen Sie wahr?

Wenn dieses Gefühl sprechen könnte, was würde es sagen? Vielleicht: „Ich kann nicht mehr!“, „Ich bin so allein“ oder „Ich bin genervt!“? Was meinen Sie? Erlauben Sie Ihrem Unterbewusstsein, Ihnen Sätze oder auch Bilder zu geben.

Wir haben oft die Vorstellung, dass unser Unterbewusstsein nicht mit uns kommuniziert, aber das ist nicht richtig. Es spricht die ganze Zeit zu uns, sei es durch Bilder, Gedanken, Sätze, Träume usw. Wir haben nur verlernt, unsere Antennen dafür bewusst auf Empfang zu schalten.

Ohne Hunger zu essen, bedeutet, dass wir uns momentan emotional unterversorgt fühlen. Wir glauben, dass wir uns ein Bedürfnis in diesem Augenblick nicht erfüllen können. Beim Griff zum Essen haben einschränkende Glaubenssätze das Steuer in uns übernommen. Dadurch können wir unseren Bedürfnissen nicht genug nachgehen und verlieren innerlich Raum. Unsere negativen Glaubenssätze haben wir irgendwann im Laufe unserer Lebensgeschichte bewusst oder unbewusst aufgebaut. Diese Leitsätze und Spannungen stammen zwar aus unserer Vergangenheit, reichen jedoch in die Gegenwart hinein. Genau genommen sprechen wir also nicht von Vergangenem, sondern von etwas, dass im Hier und Jetzt präsent ist.

In dem Augenblick, in dem wir emotional essen, findet unsere Vergangenheit in der Gegenwart statt.

Vielleicht werden einige Leser einwenden: „Naja, was hilft mir nun diese Erkenntnis? Was kann ich im Alltag denn ändern, um nicht wieder essen zu müssen? Ich kann ja nicht bei der Arbeit plötzlich aufstehen, zu meinem Chef gehen und sagen: ‚Mir ist heute nicht nach Arbeiten, weil mich grade meine Vergangenheit eingeholt hat! Ich gehe!'"

Natürlich müssen wir unsere Arbeit erledigen, sei es privat oder im Job. Das heißt aber nicht, dass wir dafür nur morgens einmal tief Luft holen und erst am Abend wieder zum Ausatmen kommen dürfen. Wenn wir das Gefühl haben, solch ein Leben zu führen, läuft etwas grundlegend verkehrt. In dem Fall funktionieren wir, anstatt zu leben. Unser Essproblem gleicht dann einem Hilferuf, der uns genau darauf aufmerksam machen möchte.

Es mag sein, dass wir manchmal tatsächlich am falschen Arbeitsplatz sitzen. Aber häufig geht es darum, *wie* wir Dinge tun und nicht, was wir tun. Oft sind es unsere Überzeugungen, die uns die Luft zum Atmen nehmen.

Wir haben viel mehr inneren Spielraum, als wir glauben. Die Welt ist nicht so, wie unsere einschränkenden Glaubenssätze es uns einreden wollen. Wenn wir uns gezwungen fühlen, Dinge auf eine bestimmte Art und Weise zu tun, sind wir unbewusst das Opfer innerer Leitsätze. Sie lassen uns emotional immer wieder aushungern. Wir müssen nicht jedes Gefühl, das wir verspüren, nach außen tragen. Wichtig ist, dass wir es *in* uns wahrnehmen, ihm seinen Wert zugestehen und ihm innerlich Raum geben.

Meine Klientin Eva meinte am Anfang der Therapie, in ihrem Leben alles allein tun zu müssen. Sowohl bei der Arbeit als auch in ihrer Familie stellte sich für sie immer wieder heraus, dass nur sie etwas so erledigen konnte, dass es gut und zu ihrer Zufriedenheit war. Da sie im Laufe des Tages sehr viel emotional aß, begannen wir mithilfe des Essdranges zu erforschen, was in solchen Momenten passierte. Sie begann ihr Essverhalten ganz gezielt zu erkunden. Dabei stellte sie fest, dass sie sich immer, wenn sie aß, von bestimmten inneren Glaubenssätzen unter Druck gesetzt fühlte. Es waren Sätze wie: „Du darfst keine Fehler machen!“, „Streng Dich an!“ usw. Durch die spezielle Beschäftigung mit ihrem Essimpuls kam sie in Kontakt mit einer großen inneren Angst, nicht gut genug zu sein und dadurch die Kontrolle über die Dinge zu verlieren. Im Verlauf unserer gemeinsamen Arbeit konnte sie spüren, dass sie in diesem Angstgefühl viel jünger war als heute. Erinnerungen an die Zeit als Kind wurden bei ihr wach: Sie spürte die Hilflosigkeit, die sie damals oft empfunden hatte, vor allem kurz vor der Scheidung ihrer Eltern.

Erst als sie in fühlbaren Kontakt mit der kleinen ängstlichen Eva in sich kam, konnten wir auf mehreren Ebenen damit arbeiten. Dadurch konnte sie ihrem verlassenen inneren Kind Schritt für Schritt helfen und brauchte das Essen nicht mehr zur Linderung der Gefühle. Mehr zum Thema inneres Kind finden Sie im gleichnamigen Kapitel. Dieses Kind aus der Vergangenheit war in ihrem Leben als 43-jährige Frau noch aktiv. Eva identifizierte sich aber nicht mit ihm, sondern mit der starken Frau in sich. Für sie passte die Ängstlichkeit nicht in ihr Selbstbild. Dafür hatte sie gute Gründe. Mit der ängstlichen Seite verband sie etwas Schmerzvolles aus ihrer Vergangenheit. Deshalb wollte sie diesen Teil von sich selbst nicht wahrhaben.

Unangenehme Gefühle verschwinden jedoch nicht einfach, wenn wir sie ignorieren. Sie wollen gefühlt und vor allem befreit werden. Tun wir dies nicht, führt es zu inneren Spannungen, die wir durch Essen versuchen abzubauen.

Seminarteilnehmerin Birgit berichtete von ihrer Schwierigkeit, das Weinen zuzulassen: „Ich habe seit vielen Jahren das Gefühl, einen See von Tränen in mir zu tragen. Ich weine schon so lange, aber der Wasserpegel will einfach nicht sinken."
Wir können beim Weinen das Gefühl haben, der Schmerz höre nie auf. Wir können aber auch weinend spüren, dass wir mit jeder Träne leichter werden.

Dazu Tom, ein Gruppenteilnehmer: „Ich habe im letzten halben Jahr mehr geweint als in all den Jahren davor, und es ging mir noch nie so gut. Ich spüre, dass ich mit jedem Weinen freier werde. Ich komme mehr zu mir und fühle, dass sich etwas in mir öffnet."

Wie können zwei Menschen das Weinen so unterschiedlich empfinden? Wenn Birgit weinte, schwang neben dem Weinen noch etwas anderes mit, und zwar das Gefühl von Vergeblichkeit. Sie glaubte nicht daran, dass sie diesen See in sich jemals „leer weinen" könnte. Das Schwierige waren nicht die Tränen selbst, sondern das Gefühl der Aussichtslosigkeit. Darunter lag ein Glaubenssatz, der in etwa lautet: „Ich darf den Schmerz nicht fühlen. Er wird sonst niemals enden!" Diesen Glaubenssatz hat Birgit irgendwann in ihrem Leben aufgebaut, als sie sich einer Situation hilflos ausgeliefert fühlte. Jedes Mal, wenn sie weinte, wurde dieser Glaubenssatz in ihr aktiviert und somit auch der Schmerz von damals. Deshalb sagte sie anfangs auf dem Seminar, dass sie lieber nicht mehr weinen und mit ihrer Vergangenheit konfrontiert werden wolle. Das Problem war, dass der Glaubenssatz und das Empfinden von Vergeblichkeit sich dadurch nicht auflösen konnten und Birgit eine Menge Essen brauchte, um die daraus resultierende Spannung abzudämpfen.

Um Befreiung zu erfahren, war es für sie wichtig, ganz explizit mit ihrem Gefühl der Hoffnungslosigkeit zu arbeiten.
Sie erzählte uns von Erlebnissen aus ihrer Kindheit, als sie fünf

Jahre alt war. Dabei hatte sie sich sehr allein und der Situation hilflos ausgeliefert gefühlt. Um es bildlich zu sagen: Noch immer saß die Fünfjährige weinend in ihrem Kinderzimmer. Statt wie in einer Endlosschleife immer wieder in dieser Hoffnungslosigkeit zu versinken, galt es nun, die Kleine aus diesem Zimmer zu holen.

Erst als Birgit ihrem Ohnmachtsgefühl in einer neuen, aktiven Rolle begegnen konnte, veränderte sich ihre innere Position. Sie kam auf dem Seminar in Kontakt mit einer Wut, die ihr die Kraft gab, in einen Prozess der Befreiung einzusteigen. Auch wenn sie ihre innere Hoffnungslosigkeit jahrelang nicht wahrhaben oder wahrnehmen wollte, bestimmte diese dennoch stark ihr Leben. Die Fünfjährige musste befreit werden.

Nicht immer müssen es schwerwiegende Themen sein, die uns dazu veranlassen, Nahrungsmittel als Ersatz zu benutzen. Früher habe ich zum Beispiel sehr häufig gegessen, wenn ich müde war. In diesen Momenten fungierte das Essen wie eine Art Aufputschmittel, das mich weiter funktionieren ließ. Durch das Essen von Süßigkeiten spürte ich meine Erschöpfung weniger und lud meinen Akku durch den Zucker wieder auf. So hatte ich wieder Kraft, um meinen Alltagsstress bewältigen zu können. Das war mir damals nicht bewusst. Was ich wahrnahm, war nur der häufig am Nachmittag bei der Arbeit auftretende „Jieper“ auf Schokolade. Meine inneren Reserven waren erschöpft. Doch meine unbewussten Glaubenssätze trieben mich an, pausenlos weiterzuarbeiten.

Es ist für meine Klienten immer wieder eine sehr tiefgreifende Erfahrung, dass der Essdrang zu einem Hilfsmittel für unsere Heilung werden kann. Wo er uns doch jahrelang geknechtet hat! So war es auch für mich selbst. Nicht mehr gegen etwas anzukämpfen, sondern es auf einer neuen Ebene zu erforschen und für sich zu nutzen, lässt uns Stück für Stück aus unserer Vergangenheit herauswachsen. Endlich können wir uns von emotionalen Dauerschleifen befreien, in denen manche von uns schon seit Jahrzehnten innerlich gefangen sind.

Dabei fungiert der Essdrang neben seiner Funktion als Wegweiser auch als Indikator dafür, dass wir auf dem richtigen Weg sind. Denn folgen wir ihm zur eigentlichen Ursache, geht der Drang zu essen spürbar zurück. Werden die Kernpunkte angepackt, brauchen wir kein Essen mehr, um uns von unseren Gefühlen fernzuhalten.

6

Ich liebe es eben! Wirklich?

Viele Menschen glauben, Essprobleme bekäme man über Kontrolle in den Griff. Sie haben die Vorstellung, einfach nur ihren Genussdrang eindämmen zu müssen. Auch Menschen, die in meine Veranstaltungen kommen, begründen ihr emotionales Essen anfänglich häufig mit dem Satz: „Ich esse, weil ich es so liebe, und wenn ich einmal mit dem Essen angefangen habe, finde ich in dem Genuss kein Ende!" Aber wenn wir etwas lieben, schenken wir ihm unsere Aufmerksamkeit. Und Genuss bedeutet, etwas bewusst mit den Sinnen wahrzunehmen.

Fast alle Menschen, die eine Essstörung haben, lenken sich jedoch dabei ab. Der Fernseher läuft, das Radio ist an, sie lesen, arbeiten zum Beispiel am Computer oder unterhalten sich. Die Aufmerksamkeit ist überall, nur nicht beim Essen. Zudem essen die meisten emotionalen Esser sehr schnell, manche schlingen geradezu in sich hinein. Was hat das mit Genuss zu tun?

Es geht hier nicht um Liebe, sondern um Abhängigkeit. Das Genussmittel ist längst zum Suchtmittel geworden. Wer liebt, kann auch loslassen und aufhören, wenn eine Grenze erreicht ist. Liebe braucht nicht das Übermaß.

Was ist es also, das uns essen lässt, obwohl unser Körper längst satt ist?

Was wir am emotionalen Essen lieben, ist nicht das Essen selbst. Es ist der emotionale Effekt, den das Essen in dem Moment auf uns hat.

Wenn ich früher nach einem Arbeitstag nach Haus kam, führte mich mein erster Gang oft zum Kühlschrank, ob ich Hunger hatte oder nicht. Noch in Jacke oder Mantel fand ich mich, im Stehen essend, vor dem Kühlschrank wieder. Häufig wusste ich schon im Auto, was gleich passieren würde. Dann nahm ich mir vor: „Diesmal mache ich es anders!" Aber irgendwann „riefen" mich die Nahrungsmittel im Kühlschrank derart laut, dass ich in die Küche ging und wieder aß. Ich kann nicht sagen, dass ich das Essen genossen hätte, denn dazu aß ich viel zu schnell. Zum einen, weil es mir peinlich war und ich den Essanfall am liebsten vor mir selbst verheimlicht hätte. Zum anderen, weil eine innere Spannung mich „antrieb", so schnell wie möglich zu essen.

Aber neben diesem hektischen Essensakt gab es auch etwas, das sich gut anfühlte. Das Essen ließ mich auf eine gewisse Art ruhiger werden. Zumindest so lange, bis die Schuldgefühle wegen der Disziplinlosigkeit in mir wieder laut wurden. Diese Schuldgefühle, verbunden mit einer inneren Abwertung, taten sehr weh. Doch der Moment des Essens hatte durchaus auch einen positiven, beruhigenden Effekt auf mich. Wenn ich beispielsweise müde nach Haus kam, jedoch noch eine Menge erledigen musste, half das Essen mir, die mit dem inneren Imperativ „Du musst noch …" verbundene Spannung abzuschwächen.

Auch im Treppenhaus auf dem Weg in die Wohnung sprang mein rationales Alarmsystem wiederholt an: „Lass es sein, Du bereust es sonst wieder!“ Aber das Gefühl, essen zu müssen, war stärker.

Ich suchte die Beruhigung und die füllende Schwere in meinem Körper, die das Essen in mir hervorrief. Ich brauchte nicht das Essen, ich brauchte seinen Effekt.

7

Die dünnen Dicken

„Ich möchte keine Süßigkeiten mehr essen müssen, um durch den Tag zu kommen!“
Eine Seminarteilnehmerin

Einmal hielt ich einen Vortrag in Hamburg, bei dem sich eine übergewichtige Frau darüber empörte, dass auch schlanke Frauen anwesend waren. „Ich kann nicht verstehen, wieso manche Menschen so tun, als hätten sie ein Gewichtsproblem! Sie haben doch offensichtlich gar keins! Als Übergewichtige muss ich jeden Tag so viel ertragen. Ihr könnt doch gar nicht wissen, was es heißt, unter dem eigenen Gewicht zu leiden!“

Daraufhin meldeten sich zwei schlanke Frauen zu Wort und sprachen von ihrem täglichen Kampf. Sie berichteten, wie viel Kontrolle sie aufbringen müssten, um ihr Gewicht zu halten, und wie erschöpfend das für sie sei. „Manchmal habe ich einfach keine Kraft mehr, mich ständig zu beherrschen. Dann stopfe ich alles Mögliche in mich rein. Aber da ist dieser innere Kontrolleur und macht mich fertig! Ich wünsche mir so, den endlich loszuwerden!“

Eine dieser beiden Frauen war zudem noch Bulimikerin[3]. Das heißt, sie konnte ihr Gewicht nur dadurch halten, dass sie sich nach dem Essen übergab. Damit brachte sie ihre Gesundheit stark in Gefahr. An diesem Abend trat etwas zutage, was in unserer

Gesellschaft bisher noch nicht viel Beachtung findet. Die gängige Meinung lautet: Es gibt übergewichtige Menschen, die offenkundig ein Problem mit dem Essen haben, schließlich sind ihre Kilos sichtbar. Und normalgewichtige Menschen, für die Essen kein Thema ist.

Dass jedoch viele Menschen „dünne Dicke" sind, wie ich sie nenne, ist in der öffentlichen Wahrnehmung noch nicht angekommen. Diese dünnen Dicken können ihr Gewicht nur durch reglementierende Maßnahmen halten. Ohne Sport und ständige Kontrolle würden sie zunehmen. Das Schlanksein ist in diesem Fall kein natürlicher, sondern ein künstlich hergestellter Zustand, der viel Kraft und Disziplin kostet.

In unserer Gesellschaft ist es nicht ungewöhnlich, eine dünne Dicke zu sein. Die Annahme, uns und unseren Körper kontrollieren zu müssen, ist so weit verbreitet, dass es uns schon normal erscheint. Wir stellen dies kaum in Frage. Tatsächlich gibt es meiner Erfahrung nach nicht viele Menschen, die natürlich schlank sind. Damit meine ich Normalgewichtige, die sich nicht beim Essen kontrollieren müssen. Sie essen, wenn sie hungrig sind, was sie möchten und stoppen, wenn ihr Körper ihnen sagt: „Danke, ich habe genug!" Dies geschieht zwanglos und ohne inneren Kritiker, der vor, während oder nach dem Essen Druck ausübt. Das Zusammenspiel von Hunger und Sättigung ist auf natürliche Weise vorhanden. Es wird vom Körper bestimmt.
Bei dünnen Dicken ist es der Kopf, der entscheidet, was sie essen

dürfen, und wie sie es später durch Sport oder Verzicht wieder ausgleichen können.

Manche kämpfen als dünne Dicke ihr Leben lang mit sich und ihrem Gewicht, während andere die kraftraubende Selbstkontrolle irgendwann nicht mehr aufrechterhalten wollen oder können. So geht es auch meiner Bekannten Christina. Seit ich sie kenne, ist Christina eine dünne Dicke und sehr darum bemüht, ihre gute Figur nicht zu verlieren. Dafür unterwarf sie sich in der Vergangenheit diversen Verhaltensprogrammen.

Als ich sie vor einiger Zeit auf einer Feier traf, erklärte sie mir zu Anfang unseres Gesprächs, dass sie zugenommen habe und sehr darunter leide. Sie erzählte, dass sie in den letzten Monaten sehr viel gearbeitet habe und ihr deshalb keine Zeit für Sport geblieben sei. Sie fühle sich zurzeit in ihrem Körper zwar überhaupt nicht wohl, habe jedoch keine Kraft und auch keine Lust mehr, sich neben ihrem Arbeitsalltag immer wieder zum Sport zu quälen, nur um ein bestimmtes Gewicht halten zu können.

Ich konnte das sehr gut nachvollziehen. Es entwickelte sich ein interessantes Gespräch, in dem ich ihr zu bedenken gab: Wenn wir uns weniger bewegen, haben wir einen geringeren Energieverbrauch, also auch weniger Hunger. Es ist dann kein körperliches Verlangen, das uns zum Essen treibt.

Neben der vorherrschenden Meinung, dass man sich für sein Wohlfühlgewicht kontrollieren müsse, gibt es einen sehr viel liebevolleren Weg ohne Reglementierungen. Dabei definiert jeder Mensch sein Wohlfühlgewicht anders. Wie der Name schon sagt, geht es darum, ein Körpergewicht zu haben, mit dem wir uns wohl fühlen. So können wir äußerlich als die Person sichtbar werden, die wir innerlich sind. Bei dem einen ist dies mit ein paar Kilo mehr der Fall, bei dem anderen mit ein paar Kilo weniger. Bei einigen Frauen ist es Größe 36 und bei anderen Größe 44.

In einem meiner Seminare saß eine stark übergewichtige Frau, die in ihrer Biografie sowohl sehr dünne als auch sehr dicke Phasen erlebt hatte. Diese Frau sagte, sie habe sich mit Kleidergröße 44 am wohlsten gefühlt. Sie möge gern runde weibliche Formen und mochte sich in Größe 38 nicht leiden. Zurzeit finde sie sich zu dick, aber wenn sie 20 Kilo abnehmen und wieder in Größe 44 passen könnte, wäre das toll.

Erst wenn wir die seelischen Probleme für unseren Esskampf lösen, kann unser natürliches Gewicht sichtbar werden. Erst dann fühlen wir uns kampflos wohl.

Immer wieder erreichen mich E-Mails oder Telefonanrufe von Menschen, die als dünne Dicke sehr verzweifelt sind, da sie von ihrem Umfeld die Rückmeldung bekommen, sie würden mit ihrer Essproblematik übertreiben. Ich kenne dünne Dicke, die mit ihrem Anliegen hilfesuchend bei Beratungsstellen für Essstörungen waren und beispielsweise wegen ihrer Schokoladensucht belächelt wurden – womit ich selbstverständlich nicht grundsätzlich die Arbeit solcher Beratungsstellen kritisieren möchte.

Kürzlich konnte ich in meiner telefonischen Sprechstunde mit einer Frau reden, die ebenfalls dem Typ der dünnen Dicken entsprach. Sie erzählte, dass sie sehr viel Sport treibe und deshalb schlank sei, jedoch ein sehr ungesundes Essverhalten habe. Sie esse Unmengen an Süßigkeiten und könne nicht davon lassen. Derzeit ernähre sie sich fast ausschließlich von fünf Tafeln Schokolade am Tag. Fünf Tafeln! Sie berichtete, dass sie langsam massive körperliche Probleme davon bekomme, aber einfach nicht aufhören könne, so viel zu essen.

Diese Frau ist sicherlich ein extremer Fall. Gerade deshalb ist sie aber ein sehr anschauliches Beispiel dafür, dass dünne Dicke genau wie Menschen, die gegen ihr Übergewicht kämpfen, ein emotionales Essverhalten an den Tag legen. Auch sie haben gute Gründe für ihr Verhalten. Täglicher Süßigkeitenkonsum, konsequente Essenskontrolle oder exzessiver Sport bedeuten auch für viele schlanke Menschen einen Kampf gegen sich selbst – der sie sehr viel Lebenskraft kostet. Von daher wende ich mich generell an alle Menschen, die ihren Essenskampf dauerhaft beenden möchten – seien sie übergewichtig oder schlank.

8

Mein persönlicher Essensheilungsweg

„Ich schließe meine Augen, um zu sehen."
Paul Gauguin

Meine Kindheit war von Gewalt geprägt, und wie viele andere Kinder auch gab ich mir selbst die Schuld an diesen Übergriffen. In meiner Vorstellung war etwas mit mir nicht in Ordnung. Ich dachte: „Wäre ich liebenswert genug, würden Erwachsene so etwas nicht tun." So gelangte ich zu der Überzeugung, dass ich mehr Liebe und weniger Gewalt erfahren würde, wenn ich nur anders wäre.

In meiner Familie und ihrem Umfeld war es normal, dass Frauen Diät hielten und sich im ständigen Kampf mit ihrem Gewicht befanden. „Wenn Du schlank bist, ist das Leben schöner", lautete die allgegenwärtige Verheißung, die ich glaubte und übernahm. Die Formel „Schlanksein = schöneres Leben = mehr Liebe" wurde für mich lebensbestimmend.

Heute weiß ich, dass ich als das kleine übergewichtige Mädchen, das ich damals war, den Zuständen in meiner Familie hilflos gegenüberstand. Mittels Diäten versuchte ich, Kontrolle über eine für mich unkontrollierbare Situation zu erlangen. Durch die Beschäftigung mit meinem Gewicht war mein Blick nicht mehr auf meine schwer erträglichen Gefühle gerichtet, mit denen ich keinen gesunden Umgang finden konnte, sondern auf meine Kilos. Auf mein Gewicht konnte ich Einfluss nehmen, auf meine Familiensituation nicht.

Ich machte die Erfahrung, dass es mir gut ging, wenn ich abnahm, und schlecht, wenn ich zunahm. So kam es, dass ich im Laufe meines Lebens meinem Gewicht mehr und mehr die Verantwortung für meine Gefühle zuschrieb.

Abnehmen hieß, der Verheißung vom schöneren, vom leichteren Leben näherzukommen. Zunehmen hingegen war für mich gleichbedeutend mit einem starken Gefühl von Vergeblichkeit, der Überzeugung, dass ich im Leben nie Erfüllung finden würde. So entwickelte ich die Vorstellung, über mein Gewicht Einfluss darauf nehmen zu können, wie ich mich fühlte.

Viele Jahre war ich so intensiv mit dem Erreichen dieser Verheißung vom Schlanksein beschäftigt, dass ich gar nicht bemerkte, in welchem Hamsterrad ich mich befand. Ich strengte mich an, kam aber nicht vorwärts. Durch die Beschäftigung mit meinem Gewicht hatte ich den Blick auf die eigentliche Ursache des Problems – die unaufgelösten inneren Gefühlsspannungen[4] – verloren. Als Kind half mir das Essen zu überleben, als Erwachsene hinderte es mich jedoch daran, tatsächlich zu leben. Durch das Essen unterdrückte ich meine Gefühle und konnte demzufolge auch keine emotionale Fülle erlangen. Zeigte mir die Waage morgens an, dass ich abgenommen hatte, war es ein guter Tag, und ich begann ihn mit vollem Elan. Zeigte sie hingegen eine Gewichtszunahme an, fühlte ich mich niedergeschlagen und antriebslos.

Scheiterte eine Diät, waren alle alten Gefühle der Ohnmacht, der Wut, Verzweiflung und Einsamkeit aus meiner Vergangenheit wieder da. Ich spürte, dass ich diesen negativen Emotionen nicht standhalten konnte. Ein Teufelskreis, denn dann fühlte ich mich sehr schlecht, resignierte und aß an diesen Tagen Unmengen – bis ich eine neue reglementierende Maßnahme entdeckte und das Spiel von vorne begann.

Manchmal aß ich so viel, dass ich mich vor Bauchschmerzen kaum bewegen konnte. Dann fastete ich wieder tagelang und trank nur Tee mit Süßstoff.

Stand ich im Kampf mit meinen Pfunden, wollte ich niemanden sehen. Ich zog mich zurück und erfand Ausreden, um nicht zu Einladungen oder privaten Feiern gehen zu müssen.

Alle Versuche, dauerhaft schlank zu werden, scheiterten – manchmal nach ein paar Tagen, hin und wieder nach Wochen und mitunter sogar erst nach vielen Monaten. Egal, wie viel ich durch Diäten abnahm, irgendwann befand ich mich doch wieder im Krieg mit mir selbst und die schmerzlichen Essattacken begannen von Neuem. Ich fühlte mich als Versagerin.

Das eigentlich Fatale an diesen Jahren des Esskampfes war, dass mit jedem gescheiterten Abnehmversuch mein Selbstwertgefühl zunehmend mehr litt. Damals dachte ich ja noch, es ginge hier um Disziplin. Da ich in anderen Bereichen aber sehr diszipliniert war, verstand ich einfach nicht, warum ich immer wieder mehr aß, als ich eigentlich wollte. Ich fühlte mich innerlich fremdbestimmt, und das tat sehr weh.

Die Wende kam, als ich bei einer erneuten mühsamen Diät viel Gewicht verlor und dann aufgrund einer Schilddrüsenerkrankung in sehr kurzer Zeit 22 Kilo zunahm. Für mich brach eine Welt zusammen. Ich verließ meine Wohnung nicht mehr und war zutiefst verzweifelt. Ich hatte das Gefühl, einfach keine Kraft mehr für einen erneuten Kampf gegen meine Pfunde zu haben.

Was sich damals zunächst wie eine große Katastrophe anfühlte, erwies sich im Nachhinein als meine Rettung.

Ich konnte und wollte diesen kräftezehrenden reglementierenden Weg nicht mehr gehen. Wozu auch? Was hatten mir all diese Diäten gebracht? In all den Jahren hatte keine Verhaltensmaßregel zu einem dauerhaften Gewichtsverlust geführt.

Statt immer so weiterzumachen und mich in dem Gedankenmuster „Wenn ich erst schlank bin, wird alles gut" zu verfangen, beschloss ich, mich der Frage zu stellen: „Warum esse ich eigentlich, wenn ich keinen Hunger habe?" Ich

wollte nicht länger in sinnlosen Diätkämpfen Lebenskraft verlieren. Ich wollte endlich leben.

So fasste ich den Entschluss, mehr über mich und über mein Essproblem zu erfahren. Die Entscheidung, aus dem Kreislauf von Verheißung und Scheitern herauszutreten, fiel mir nicht leicht. Ich hatte große Angst, ins Unermessliche zuzunehmen, wenn ich nicht mehr einem äußeren Plan folgte. Heute bin ich jedoch sehr froh, diesen Schritt getan zu haben.

Am Anfang sah ich mein Gewicht als Gegner, den ich hasste und einfach nur loswerden wollte. Doch im Laufe der Zeit sah ich immer deutlicher, dass die Pfunde all die Jahre ganz und gar nicht mein Feind gewesen waren. Nach und nach lernte ich mein Gewicht als eine Art Anzeiger zu nutzen, der mich auf meine inneren Gefühlsspannungen aufmerksam machte. Solange ich diesen Gefühlen keinen Raum geben konnte, blieb mir nichts anderes übrig, als sie über das Essen zu lindern.

Zu Beginn konnte ich diese Spannungen kaum erspüren, da die Gier nach Essen alles andere überlagerte. Im Laufe der Zeit lernte ich jedoch wahrzunehmen, was unter dem Essdrang verborgen lag und es Schritt für Schritt abzubauen. So löste sich mit der Zeit der Essdrang auf und es entwickelte sich für mich eine echte Alternative. In der darauf folgenden Zeit nahm ich 30 Kilo ab. Dieses Gewicht halte ich seit vielen Jahren ohne irgendeine Form der Reglementierung.

Für mich ist mein Gewichtsverlust eine enorme Befreiung, aber da ist noch viel mehr. Heute ist es für mich sehr wohltuend, nicht mehr wie fremdbestimmt über mein Sättigungsgefühl hinaus essen zu müssen.

Es ist ein unvergleichliches Gefühl, eine echte Alternative zum emotionalen Essen bekommen zu haben und das Ohnmachtsgefühl losgeworden zu sein. Aber wichtiger als das ist die heilsame Erfahrung, dass ich durch meinen Essensheilungsweg mehr und mehr in mein eigentliches Leben finden konnte.

Heute kann ich es in seinem Facettenreichtum feiern, weil ich mich in mir selbst geliebter und sicherer fühle. Dies lässt mich eine ungeahnte Freiheit und Lebendigkeit spüren. Ich durfte mich selbst neu entdecken und dem Geschenk des Menschseins in seiner Fülle näherkommen. Dafür bin ich sehr dankbar.

9

Das Märchen vom inneren Schweinehund

„Sagenhaft, was Sonnenlicht zutage bringt,
was vorher nicht zu sehen war,
was tief in wirren Schatten lag,
ein Weg, der nicht zu gehen war."

Christos T.

Wir haben den Begriff des „inneren Schweinehundes" selbst erschaffen. Er soll uns helfen, einen Umgang zu finden mit der ständigen Abwertung und Verurteilung durch uns selbst als sogenannte willensschwache, disziplinlose und genusssüchtige Wesen. Mit dieser Sichtweise versuchen wir eine Erklärung für etwas zu finden, das uns wie eine Art Fremdbestimmung oder Automatismus vorkommt, wenn wir die tatsächlichen Gründe für unser Verhalten noch nicht erfühlen können.

Seminarteilnehmerin Anna beschrieb das so: „Ich habe Übergewicht und Diabetes. Natürlich weiß ich, dass mir die Süßigkeiten, die ich am Abend esse, schaden, aber ich kann es nicht lassen. Ich komme abends nach Haus und versuche mich zusammenzureißen, doch es funktioniert nicht. Ich bin eine 53 Jahre alte berufstätige Frau und halte mich für intelligent, aber wenn es um Süßigkeiten geht, wird mein Verstand einfach lahmgelegt. Vor meinem Mann und meinen Kindern ist es mir sehr unangenehm, aber wenn sie mich an mein Übergewicht und meinen Diabetes erinnern, reagiere ich wie ein trotziges Kind, das sagt: ‚Ich lasse mir doch nichts verbieten!' Dann esse ich die Schokolade – genieße sie nicht mal richtig – und fühle mich hinterher schlecht. Ich verstehe nicht, warum ich es immer wieder tue. Ich komme gegen meinen inneren Schweinehund einfach nicht an. Irgendetwas ist in mir, das meinen Verstand immer wieder ausschaltet."

Anna hatte versucht, ihren vermeintlichen „inneren Schweinehund" in den Griff zu bekommen. Etliche Abnehmversuche lagen hinter ihr – ohne Erfolg. Mit Intelligenz hat das nichts zu tun. Wir haben bereits festgestellt, dass sich die Vernunft auf einer anderen Bewusstseinsebene befindet als unsere Gefühle. Ihr Heißhunger auf Schokolade ist auf der Gefühlsebene beheimatet, genau wie der von ihr beschriebene Trotz. Das Wissen um ihr Übergewicht und ihren Diabetes lagen jedoch auf der Verstandesebene.

Wir können über unseren Verstand unsere Gefühle nicht kontrollieren, obwohl wir sie erkennen. Die Erkenntnis ist zwar wichtig, aber heilen können wir uns auf dieser Ebene nicht.

Als Anna von ihrem emotionalen Essproblem erzählte, interessierte mich sehr, was bei ihr im Laufe des Tages geschah. Wo verlor sie sich im Alltag, sodass sie emotional aushungerte? Was erzeugte die inneren Spannungen, die sie dann am Abend mit

Schokolade lindern wollte? Welche Verhaltensmuster oder Gefühlsspannungen machten es ihr unmöglich, bestimmte Bedürfnisse, bestimmte Anteile ihrer Persönlichkeit im Alltag zu verwirklichen?

Schnell wurde deutlich, dass sie sich vor allem in ihrem Beruf emotional verlor. Sie konnte sich nur schwer gegen die übergriffige Art ihrer Kollegin abgrenzen und stellte sich selbst immer wieder zurück. Sie sagte Ja, wo sie Nein meinte und fühlte sich daraufhin überfordert und nicht anerkannt. Bei genauer Betrachtung der Situation wurde deutlich, dass Anna nie gelernt hatte, sich für sich selbst einzusetzen. Glaubenssätze wie: „Du musst nett sein, sonst mag Dich niemand!“, „Sei nicht so egoistisch!“ ließen ihr in ihrem Alltag keinen Raum für sich selbst.

Aufgrund ihrer Biografie hatte Anna Verhaltensmuster aufgebaut, die heute im Alltag dazu führen, dass sie zwar gut funktioniert, aber schlecht lebt. Sie ist lieb zu allen, aber wenig liebevoll zu sich selbst. Sie lebt Anteile ihrer Persönlichkeit (noch) nicht und hungert deshalb im Laufe des Tages emotional aus. Aber dafür gab sie sich am Abend etwas, das ihr im wahrsten Sinne des Wortes das Leben versüßte. Etwas, das griffbereit war, wann immer sie es brauchte.

Der Schokolade gegenüber musste sie nicht die nette, verständnisvolle und gebende Frau sein. Beim Essen konnte sie die Nehmende und sich selbst Nährende sein.

Es war kein innerer Schweinehund, der in Anna wohnte. In ihr gab es seelische Bedürfnisse, die erfüllt werden wollten. Ihr emotionaler Essdrang machte deutlich, dass sie die Wünsche der anderen über ihre eigenen stellte und deshalb emotional aushungerte. Da sie ihre Bedürfnisse bisher nicht befriedigen konnte, verlagerte sie unbewusst den Fokus und füllte ihre emotionale Leere mit Schokolade.

In Anna wütete kein innerer Schweinehund, sondern der Wunsch nach mehr Raum für sich, nach mehr Raum zum Leben.

Unser emotionaler Essdrang ist wie ein Wegweiser, der anzeigt, dass wir in einer bestimmten Situation nicht liebevoll mit uns selbst umgegangen sind. Das soll kein Vorwurf sein. Wir agieren so, weil wir noch nicht in ganzer Tiefe fühlen, wie wir es anders machen könnten.

Deshalb nützen auch gut gemeinte Ratschläge à la „Lass doch die Schokolade einfach weg!“ überhaupt nichts. Wenn es so einfach wäre, hätten wir es ja längst getan.

Wenn wir ohne Hunger essen, deutet dies immer auf unbewusste Grundspannungen und Glaubenssätze hin, die in uns das Ruder übernommen haben. Sie verhindern, dass wir unser Geburtsrecht von einem Leben in emotionaler Fülle einlösen. Wie kommen wir nun aus diesem zermürbenden Kampf ums Thema Essen und Gewicht heraus? Hier gilt es zum einen, unseren Blick für uns selbst zu schärfen und genau zu fühlen, wo unsere Glaubenssätze aktiv sind. Wo wirken sie und verwehren uns ein erfülltes Leben, indem sie uns tagtäglich unsere emotionalen Bedürfnisse verbieten? Auch wenn sie unbewusst wirken, so sind sie doch sehr mächtig. Zum anderen liegt der Schlüssel zur Heilung darin, die erwähnten Gefühlsspannungen auf der körperlichen Ebene aufzulösen.

Ich habe mit sehr vielen Menschen gearbeitet und weit und breit keinen „inneren Schweinehund" entdecken können. Stattdessen stoße ich immer wieder auf Glaubenssätze, die mit „Du musst …", „Du darfst nicht …" usw. beginnen sowie Gefühlsspannungen, die der jeweiligen Person wenig Raum für ein erfülltes Leben lassen. Ein Leben in emotionaler Fülle statt in Leibesfülle.

Es gibt keinen Schweinehund in uns, den wir im Zaum halten müssen, sondern innere Spannungen, die unsere Aufmerksamkeit brauchen, unsere Achtung und unseren Respekt. Wenn wir uns im Alltag verlieren, das heißt, unsere seelischen Bedürfnisse zurückstellen, macht uns der unbestechliche emotionale Essdrang darauf aufmerksam.

Egal wie viel wir essen, egal wie viel wir abnehmen, unangenehme Gefühle lösen sich dadurch nicht einfach auf. Wenn Anna am Abend ihre Schokolade isst, mildert sie ihre innere Gefühlsspannung, die sie tagsüber aufgebaut hat, zwar ab, aber sie löst sie nicht auf. Wenn wir Zahnschmerzen haben, können wir ein Schmerzmedikament nehmen und uns kurzfristig Linderung verschaffen. Wenn die Zahnwurzel aber entzündet ist und eine viel tiefergehende Behandlung anstünde, wird das Leid vergrößert durch eine andauernde Betäubung und Verschiebung.

Solange sie sich nicht um ihre Gefühle kümmert, wird der daraus resultierende Essdrang nicht weichen. So hat Anna jeden Abend wieder das gleiche Problem. Emotionales Essen ist ein Hinweis, dass wir Sehnsucht haben, mehr von uns selbst auszuleben. Bestimmte Erfahrungen aus unserer Lebensgeschichte, negative Glaubenssätze und Verhaltensmuster verhindern dies aber noch.

Erkennen wir das nicht, fühlen wir uns dem Ess- und Gewichtskampf gegenüber ohnmächtig und ausgeliefert. Schärfen wir jedoch unsere Sinne, beginnt ein Leben, das nicht mehr vom Kampf- und Kontrollgedanken bestimmt ist, sondern von einem liebevollen Interesse, uns selbst zu erforschen und zu begegnen. In diesen tieferen Schichten zu entdecken, dass es einen sogenannten „inneren Schweinehund“ nicht gibt und auch nie gegeben hat, schenkt uns eine neue Freiheit.

10

Urvertrauen und Heilung

„Wir wollen, dass unsere Fußspuren schon im Sand zu sehen sind, um uns den Weg zu weisen.
Aber wir müssen unseren eigenen Weg erst gehen.“
Henny Nordholdt

Wenn wir nach einem anstrengenden Tag zu viel essen, ist der Antrieb dafür nicht selten der Wunsch, nach all den erledigten Aufgaben etwas für uns selbst tun zu wollen. Sei es, dass wir etwas genießen möchten, innerlich wieder „auftanken“ oder uns ausgiebig belohnen. Meiner Erfahrung nach sind Menschen mit einem emotionalen Essproblem Experten für die Bedürfnisse anderer und wenig geübt darin, *ihre eigenen* wahrzunehmen, zu äußern und wertzuschätzen. Dabei ermöglicht gerade deren Erfüllung uns ein emotional ausgefülltes Leben.

Wir alle haben den Wunsch, uns nicht nur körperlich, sondern auch seelisch lebendig zu fühlen. Jeder Mensch sehnt sich danach, seine Persönlichkeit zu entfalten. Wir möchten angenommen werden als die, die wir sind. Die meisten von uns erleben dies jedoch nur eingeschränkt. Der Grund hierfür sind Erfahrungen, die wir bereits zu Beginn unseres Lebens machen. Wie stark diese Bedürfnisse und ihre Erfüllung unser Leben beeinflussen, macht die Autorin Jean Liedloff deutlich. Sie lebte mehrere Jahre bei den Yequana-Indianern und war überrascht, wie viel

Urvertrauen Kinder entwickeln können, wenn sie in Einklang mit ihren ursprünglichen Bedürfnissen aufwachsen. Die Fähigkeit der Indianer, schwierige und sogar gefährliche Situationen mit Leichtigkeit zu meistern, beeindruckte sie so sehr, dass sie begann, das Phänomen zu erforschen. Dabei beobachtete sie, wie glücklich und friedvoll diese Menschen trotz ihrer teilweise bedrohlichen Umwelt leben. Sie entdeckte, dass es vor allem die Erfüllung ursprünglicher Bedürfnisse bei Säuglingen und Kleinkindern ist, die es diesen ermöglicht, die starke innere Ressource des Urvertrauens zu entwickeln.

Ich beobachte immer wieder, dass genau dieses Urvertrauen häufig fehlt. Das Gefühl des Richtigseins, des Angenommen- und Willkommenseins im Leben ist nur bei sehr wenigen Menschen vorhanden. Für die Heilung von emotionalem Essen (und nicht nur dafür) ist es sehr wichtig, den Aspekt des Urvertrauens mit einzubeziehen. Lassen wir ihn außer Acht, können wir bestenfalls einen zeitweiligen Umgang mit dem Problem finden, aber keine dauerhafte Lösung. Wir stehen dann weiterhin vor dem Rätsel, weshalb wir immer noch emotional essen. Gerade wenn wir mithilfe von Therapien viel an uns gearbeitet haben, tut das besonders weh.

Die hohe Grundspannung, die aufgrund des fehlenden Vertrauens in unserem Körper vorhanden ist, wird ohne die Einbeziehung dieser tieferen Ebene nicht herabgesetzt. Das bedeutet: Der Erfolg wird nicht von Dauer sein können.

Früher oder später wird sich diese Spannung in uns bemerkbar machen und wir werden sie wieder vergeblich mit Essen auflösen wollen.

Meine Seminarteilnehmerin Heike erzählte in der Gruppe, dass sie mit einem stoffwechselangepassten Diätprogramm zwar anfänglich abnahm, dafür jedoch als eigentliche Gelegenheitsraucherin plötzlich begann, zwei Schachteln Zigaretten am Tag zu rauchen. Die Spannung, die sie sich sonst wegaß, verstärkte sich durch die Reglementierung und sie unterdrückte sie nun mit Rauchen. Als sie aus Sorge um ihre Gesundheit die Zigaretten aufgab, begann sie wieder mehr zu essen und nahm zu. Egal mit welchen Suchtmitteln wir versuchen, die Spannungen in uns erträglicher zu machen, oder ob wir uns durch Aktionismus von ihnen ablenken – wir können das Problem damit nicht dauerhaft lösen.

Von Natur aus kommen wir alle mit einem Urvertrauen auf die Welt. Wir erleben im Mutterleib ein Gefühl des Beschütztseins und der Wärme. Wie Jean Liedloff treffend sagt, „erwartet" das neugeborene Baby, dass es diese Geborgenheit auch außerhalb des Mutterleibs weiterhin erlebt. Der Ursprung dieser Erwartung lässt sich zurückverfolgen bis zum Anbeginn der Menschheit. In dem Artikel „Tragen und Getragenwerden"* schreibt die Autorin Dr. Evelin Kirkilionis: „Fast während unserer gesamten mehrere Millionen Jahre währenden (menschlichen) Stammesge-

* Deutsche Hebammenzeitschrift 11/2001

schichte war es aufgrund der nomadischen Lebensweise nötig, Säuglinge stets mitzunehmen. Das galt schon für unsere nichtmenschlichen Vorfahren. Den Nachwuchs zu tragen ist also ein viele Millionen Jahre gültiges Erbe. Erst vor 10.000 Jahren begannen Menschen sesshaft zu werden. Seitdem besteht die Möglichkeit, Kinder an einem sicheren Ort zurückzulassen. Das ist jedoch ein viel zu kurzer Zeitraum für Veränderungen biologisch (genetisch) verankerter Anpassungen."

Über Jahrtausende wurden Säuglinge unmittelbar beschützt. Man trug sie auf dem Arm, der Hüfte oder dem Rücken, wodurch sie ständig sehr engen körperlichen Kontakt mit der Mutter hatten. Den Säugling auch nur für kurze Zeit sich selbst zu überlassen, hätte in der Wildnis seinen Tod bedeutet. Genauso wie wir alle den Instinkt besitzen, ein wehrloses Baby (ob nun Tier oder Mensch) zu beschützen, ist der Beginn unseres Lebens geprägt durch die angeborene Erwartung, beschützt zu werden.

Wie stark diese Beschützerinstinkte in uns vorhanden sind, zeigt beispielsweise der Erfolg von Walt Disney. Er setzte bei vielen seiner Figuren (Bambi, Mogli usw.) diesen instinktiven Drang gezielt dadurch ein, dass er den Charakteren kindliche Eigenschaften verlieh. Viele von ihnen entsprechen auch optisch bewusst diesem Schema, weil Kinder und Erwachsene instinktiv mitfühlend darauf reagieren.

Jeder Mensch hat ursprünglich ein tiefes Gefühl für sich selbst. Leider wird uns eben dieses Gespür schon früh genommen. Stattdessen bringt man uns bei, dass andere Menschen ohnehin besser wissen, was für uns gut ist. Wir vertrauen dadurch anderen mehr als uns selbst. Dies gilt in vielen Bereichen, nicht nur für Ernährung. Im Kapitel „Ernährung und Sport oder: Wir selbst wissen es besser“ und „Wir selbst sind der Kompass“ gehe ich noch näher darauf ein.

Hieß es beispielsweise lange Zeit, drei Mahlzeiten am Tag seien das Optimum, erklärte man uns später, fünf Mahlzeiten wären doch besser.

Riet man uns früher, viele Kohlenhydrate zu essen, wurde danach Eiweiß zum Nonplusultra erklärt. Die Ergebnisse wissenschaftlicher Studien ändern sich, das tiefe Gefühl für uns selbst und für unsere Bedürfnisse nicht.

Das soll nicht heißen, dass wir uns den Meinungen anderer gegenüber komplett verschließen sollten. Nur dürfen wir diese nicht unreflektiert *über unser* Gefühl für uns selbst stellen.

Konnten wir dieses Gespür allerdings nicht hinreichend aufbauen, fühlen wir uns in uns selbst nicht sicher genug. Wir wissen dann oft nicht, was wir in bestimmten Situationen tun sollen, was „richtig“ ist. Achten wir nicht auf unseren Körper und seine

Signale, fehlt uns bei der Entscheidungsfindung der zuverlässige Kompass.

Wie Jean Liedloff schreibt, befinden wir uns als Säugling in einem Bewusstseinszustand, den man eher „empfindend" als „bewusst" nennen kann. Wir nehmen in uns und um uns herum alles wahr, können die Zusammenhänge jedoch noch nicht einordnen. Dafür fehlen uns zu diesem Zeitpunkt die Fähigkeiten des logischen Denkens und der bewussten Erinnerung. Doch was wir als Baby wahrnehmen, bevor wir denken können, ist prägend für unser späteres Denken. Unsere Weltsicht wird auch von diesen körperlich abgespeicherten Eindrücken beeinflusst.

Bevor sich die Fähigkeit zur Ratio entwickelt, hat unser Körper bereits positive oder negative Erfahrungen gespeichert. Die Verhaltensmuster, die sich durch unsere Erziehung entwickeln, sind also nicht das, was uns primär bestimmt. Sie haben einen starken Einfluss auf uns, und deshalb ist es wichtig, sich mit ihnen zu beschäftigen. Aber der erste Eindruck von der Welt und dem Leben entsteht durch eine physische Empfindung. Deshalb sind der Körper und seine Signale für die Lösung andauernder seelischer Probleme unerlässlich. Dies gilt somit auch für unser emotionales Essen.

Da ein Essproblem nur dann auftreten und fortbestehen kann, wenn das Urvertrauen fehlt, ist es wichtig, dass wir in der entscheidenden ersten Lebensphase eines Kindes intensiv dafür sorgen, dass es Vertrauen entwickelt. Aber auch als Erwachsene können wir dieses Urvertrauen nachreifen lassen.

Wie bei den Ernährungsregeln werden uns von Experten Ratschläge erteilt, wie wir mit unseren Kindern umzugehen haben. Unseren Eltern ging es genauso. Diese in der Regel zweifellos gut gemeinten Anweisungen erschweren vielen Menschen leider den Start ins Leben.

Ist es beispielsweise gerade der neueste Stand pädagogischer Erkenntnis, ein Baby schreien zu lassen, damit es sich nicht daran gewöhnt, uns mit seinem Weinen „zu erpressen", übernehmen viele Eltern folgsam diesen Rat. Leider überprüfen sie oft nicht, ob das Geschehen in Übereinstimmung mit ihrem Gefühl steht.

Dabei wird etwas Entscheidendes nicht beachtet: Ein Baby kann uns gar nicht erpressen. Es besitzt noch kein Zeitempfinden und kann demzufolge auch nicht darauf hoffen, dass durch sein Schreien schnell jemand kommen wird.

Zu wissen, dass jemand kommt, setzt ein Zeitgefühl voraus. Wir vertrauen dem Expertenrat mehr als uns selbst. Genau wie unseren Müttern und Generationen vor ihnen wurde uns das Urvertrauen genommen. Wir haben es verlernt, auf unsere Instinkte zu hören.

Babys und Kleinkinder leben durch ihr fehlendes Zeitgefühl vollkommen im Hier und Jetzt. Lässt man sie hilflos schreien oder entzieht ihnen als Druckmittel die Liebe, empfinden sie dies daher als akut lebensbedrohlich. Das lässt das ursprünglich vorhandene, evolutionär entwickelte Gefühl des Angenommen- und Willkommenseins schwinden. Wie wichtig es ist, die daraus früh im Körper abgespeicherten Spannungen bei der Heilung von emotionalem Essen mit zu berücksichtigen, möchte ich Ihnen später im Kapitel „Unser Körper – Tor zur Heilung" gern ausführlicher erläutern.

Wir alle können als Kinder ohne Liebe nicht überleben und wissen instinktiv, was wir brauchen. Im 13. Jahrhundert führte Kaiser Friedrich II. ein furchtbares Experiment mit Kindern durch.[5] Dadurch stellte sich heraus, dass Kinder ohne emotionale Zuwendung sterben. Selbst wenn sie mit Essen und Trinken versorgt werden und ihnen die notwendige Hygiene zuteil wird, ohne emotionale Zuwendung sterben sie. Mit dem erwachenden Bewusstsein für sich selbst tun Kinder daher alles, um geliebt zu werden und so zu überleben.

Herrscht in einer Familie beispielsweise eine Atmosphäre der Gewalt, kann ein Kind dies nicht rational-analytisch einordnen, sondern empfindet es als Bedrohung. Das vegetative Nervensystem fährt aufgrund dieser Bedrohung hoch, was sich im Körper als Spannung äußert. Um diese permanente Spannung zu ertragen, macht das Kind sich unempfindsamer. Es „stumpft ab“, was seine Empfindungen für sich selbst betrifft; ganz so, als würde man einen einst offenen Kanal schließen.

Auch wenn wir beim Heranwachsen frühkindliche Ereignisse vergessen, bleiben die körperlichen Spannungen bestehen. Machen wir dann irgendwann die Erfahrung, dass Essen die Spannungen abdämpfen kann, koppeln wir diese Empfindung unbewusst an die Nahrungsaufnahme. Später verspüren wir dann Appetit auf Schokolade oder etwas anderes, bevor wir die Spannungen überhaupt wahrnehmen können.

Genau dieser Essdrang hilft uns bei unserer Heilung. Immer wenn wir ihn spüren, ohne dass wir hungrig sind, führt uns die Beschäftigung mit diesem Impuls unmittelbar zur Ursache des Problems. Anders gesagt: Haben wir auch unsere bewusste Empfindung für die körperlichen Spannungen in uns verloren, so fungiert doch der Essimpuls als Wegweiser dorthin.

Wir können also lernen, unsere vermeintliche Schwäche zum Abbau unserer Gefühlsspannungen und somit zum Wiederaufbau unseres Urvertrauens gezielt zu nutzen. Welche Chance!

11

Die Sehnsucht, schlank zu sein

plus Übung

Konnten wir unser Urvertrauen nicht hinreichend aufbauen, versuchen wir über die Außenwelt zu finden, was wir uns eigentlich innerlich wünschen. Die tiefe Sehnsucht, uns selbst näherzukommen, uns unbeschwerter, lebendiger und geliebter zu fühlen, macht uns für die Werbung der Diätindustrie in höchstem Maße verführbar. So suggerieren uns beispielsweise gezielte Werbekampagnen, dass sich durch Schlanksein diese Wünsche erfüllen ließen.

Ob sich eine reglementierende Maßnahme als Ernährungsumstellung tarnt oder sich als Diät zu erkennen gibt, spielt dabei keine Rolle. In beiden Fällen wird uns versprochen, dass wir durch etwas Äußeres etwas Inneres erreichen werden. Aber genau das funktioniert nicht.

Der Zusammenhang zwischen unseren seelischen Bedürfnissen und dem Wunsch, schlank zu sein, wird für mich vor allem dann deutlich, wenn ich Menschen frage, was sie sich vom Schlanksein erhoffen.

Maren, eine meiner Klientinnen, bekundete am Anfang der Therapie, sie wolle abnehmen, um sich attraktiver und wohler zu fühlen. Auf meine Frage, was sich innerlich dadurch für sie verändern würde, überlegte sie eine Weile und sagte schließlich: „Dann würden die kritischen Stimmen in mir endlich aufhören, mich abzuwerten." Auf meine anschließende Frage, was sie denn tun könne, sobald diese abwertenden Stimmen in ihr nachließen, antwortete sie: „Ohne diese Stimmen könnte ich endlich anfangen, mehr zu leben."

Die eigentliche Sehnsucht richtet sich nicht auf das Schlanksein als solches, sondern auf das, was wir damit verbinden. Egal, ob es bei den Abnehmgründen vordergründig um Kleidung, Beweglichkeit, Aussehen oder etwas anderes geht: Wenn wir tiefer blicken, ist es immer der Wunsch, mehr Facetten unserer Persönlichkeit auszuleben. Wir wünschen uns, dass gewisse seelische Bedürfnisse mehr Erfüllung finden.

In Marens Fall ist es die Sehnsucht nach mehr Lebendigkeit. Vielleicht ist es bei Ihnen die Sehnsucht nach mehr Nähe, mehr Anerkennung, mehr Freude oder mehr Leichtigkeit. Was immer Ihre Sehnsucht sein mag, sie hat ursächlich nichts mit dem Gewicht zu tun.

Wären die Kilos die Ursache, hätten wir diese nach einer Gewichtsabnahme beseitigt, und der Gewichtskampf wäre endgültig vorbei. Aber wie viele Diäten haben wir schon hinter uns und hatten wir damit jemals dauerhaften Erfolg?

Der Schlankheitswunsch steht stellvertretend dafür, dass wir bestimmten Anteilen unserer Persönlichkeit bisher noch nicht genug Geltung verschafft haben. Dass wir das nicht in ausreichendem Maße tun, hat nichts mit einer Zahl auf der Waage zu tun. Die Pfunde sind vielmehr die Folge eines inneren und oft unbewussten Kampfes. Wir meinen, nicht sein zu können, wie wir eigentlich sind. Für ein erfülltes Leben ist das aber absolut unverzichtbar.

Wir möchten uns stärker entfalten, schaffen es aber nicht und projizieren diese Sehnsucht auf das Schlanksein: „Wenn ich erst schlank bin, dann ...“, so beginnen alle verheißungsvollen Leit- oder vielleicht besser Leidsätze. Durch eine Gewichtsabnahme werden wir jedoch nicht zu neuen Menschen, auch wenn uns die Werbung das glauben machen möchte. Wir bleiben innerlich dieselbe Person wie vor dem Abnehmen, mit derselben Einstellung zu uns und zu unserem Leben. Auch an unserer Lebensgeschichte ändert sich nichts.

Unser Gewicht ist nicht die Ursache des Problems, es ist die Folge. Ich weiß, dass es eines wirklichen Umdenkens bedarf, die gesamte Gewichts- oder Essensproblematik von einer anderen Warte aus zu betrachten. Gerade wenn man jahrelang im Teufelskreis der Diäten gefangen war, ist das schwer zu glauben.

Gruppenteilnehmer Peter erzählte, dass er früher jedes Jahr eine dreiwöchige Fastenkur gemacht habe. Auf die Frage nach dem

Grund dafür antwortete er, die Kur diene der Entgiftung. Viel wichtiger, so räumte er ein, sei für ihn jedoch die Gewichtsabnahme gewesen.

Er verlor in diesen drei Wochen um die zwölf Kilo und fühlte sich danach gut. Dieses Gefühl hielt jedoch nie lange an. Schon nach kurzer Zeit fiel es ihm schwer, sich an den vorgegebenen Ernährungsplan zu halten, und er nahm langsam wieder zu. „Fasten ist für mich nie wirklich schwierig gewesen. Mein Problem ist der Alltag, Essen gehört ja halt dazu!“ Er berichtete, sein Gewicht sei mal gestiegen und mal gesunken mit insgesamt ansteigender Tendenz, bis er irgendwann wieder beim Ausgangsgewicht angekommen war.

Da wir aufs Essen nicht verzichten können wie beispielsweise auf das Rauchen, sind wir aufgefordert, unser Verhältnis zum Essen zu klären. Wir können nicht einfach abstinent leben und beschließen: „Ich esse nie wieder!“ Um leben zu können, müssen wir essen. Das ist nicht nur notwendig, sondern auch gut so, denn Essen ist im Grunde eine sinnliche und sehr schöne Angelegenheit. Problematisch wird es erst, wenn es eine unnatürliche Kopplung zwischen Essen und Emotionen gibt. In dem Fall hat es seine ursprüngliche Eigenschaft verloren und dient uns als Ersatz.

Das geschieht beispielsweise immer dann, wenn wir eine Mahlzeit mit Genuss beginnen und plötzlich immer weiteressen, obwohl unser Körper längst satt ist. Wir können nicht aufhören, weil es in diesen Momenten gar nicht primär ums Essen selbst geht.

Indem wir uns vor Augen führen, was wir mit dem Ende des Gewichtskampfes verbinden, können wir mehr über unsere dahinter liegende Sehnsucht erfahren und erkennen, was wir tatsächlich suchen. Wenn wir uns erkunden und erfahren, was in uns verhindert, dass sich diese Sehnsucht erfüllt, können wir Schritt für Schritt auf deren Erfüllung zugehen und unser Problem lösen.

Emotionales Essen überdeckt immer eine Sehnsucht. Das Verlangen, ohne Hunger essen zu wollen, bedeutet, dass unsere Seele nach etwas hungert, das für unser Leben wichtig ist. Durch reglementierende Maßnahmen kleben wir dieser Wunde der unerfüllten Sehnsucht lediglich ein Pflaster auf. Damit sie jedoch heilen kann, braucht sie Luft.

Bitte stellen Sie sich doch einmal die Frage, warum der Esskampf in Ihrem Leben aufhören soll. Welche Möglichkeiten könnten sich dann eröffnen, die Ihnen jetzt versperrt erscheinen? Welche Qualität käme dann neu in Ihr Leben?

Essen war Liebe

Wie ich im Kapitel „Urvertrauen und Heilung“ erwähnte, ist der Start in unser Leben evolutionär anders vorgesehen, als wir es in unserer heutigen Zeit häufig erleben. Ein Baby erfährt in unserer Gesellschaft oftmals schon sehr früh ein bedrohliches Gefühl des Verlassenseins und kann somit sein von der Natur mitgegebenes Urvertrauen nicht ausreichend auf- und ausbauen.
Da in dieser prägenden Phase evolutionär jedoch vorgesehen ist, dass dieses Vertrauen ausgebaut wird, verfügen wir über ein unbewusstes Stabilisierungsprogramm, um Erlebnisse dieser frühen Lebensphase zu festigen. Ursprünglich sollte es dazu dienen, dass wir dieses tiefe und kraftvolle Gefühl des Daseins als Normalzustand erfahren und mithilfe dieser inneren Ressource während des Heranwachsens unsere Grenzen erkunden und überschreiten können.

Haben wir zu Beginn unseres Lebens Instabilität erfahren, kann dieses natürliche Stabilisierungsprogramm für uns zu einer Falle werden.

Durch unsere frühkindliche Erfahrung ist für unser Unterbewusstsein nicht das Urvertrauen der Normalzustand, den es zu stabilisieren gilt, sondern stattdessen das Gefühl der Isolation. Wir empfinden als Säugling Instabilität und verankern dieses Gefühl in uns als Normalzustand.

Alles, was wir später erleben, wird unbewusst in Beziehung zu diesem Zustand gesetzt. Unser Unterbewusstsein wird versuchen, dafür zu sorgen, dass dieser immer wieder hergestellt wird. Ich möchte an dieser Stelle ausdrücklich betonen, dass ich dies nicht schreibe, um Sie zu ängstigen oder zu frustrieren. Ganz im Gegenteil, ich möchte Ihnen Mut machen, diesen Kreislauf zu durchbrechen. Das ist für die dauerhafte Lösung des Essproblems unabdingbar. Uns in uns selbst geliebt, lebendig, sicher und wohl zu fühlen, ist unser Geburtsrecht. Mir liegt viel daran, dass Sie in Kontakt mit diesen tiefen inneren Ebenen kommen und dadurch dieses Recht in Anspruch nehmen können. Es geht also nicht um einen Umgang mit dem Problem, sondern um Heilung.

Ich habe diese Heilung selbst erfahren und erlebe in meiner Arbeit mit Menschen immer wieder, dass sie tatsächlich möglich ist. Das sage ich mit allem Respekt für diejenigen unter Ihnen, die aufgrund des kraftraubenden Teufelskreises, in dem Sie sich befinden, viel Leid erfahren haben. Viele Betroffene können kaum noch an Heilung glauben.

Als Baby zu schreien und daraufhin die Brust oder die Flasche zu bekommen, ist die früheste Erfahrung, die wir mit der Verknüpfung von Gefühlsspannungen und dem Essen machen. Da wir uns als Säugling nicht artikulieren können, kann unsere

Mutter nicht wissen, was uns fehlt. Auch wenn unser Schreien oftmals kein Ausdruck von Hunger ist, gibt sie uns als Antwort auf dieses Schreien manchmal Nahrung. Wir machen also schon sehr früh die Erfahrung: Wenn uns etwas wehtut, seelisch oder körperlich, kann das Essen diesen Schmerz lindern und uns eine angenehme Schwere fühlen lassen.

In unserer Gesellschaft werden wir aber natürlich nicht nur von Ereignissen unserer frühen Kindheit geprägt. Beim Heranwachsen erfahren wir durch unsere Familie und unser enges Umfeld (wozu auch der Kindergarten und die Schule gehören), was Leben bedeutet und wie man es definiert. Wir lernen, wie wir sein müssen, um in unserer Familie und unserem Umfeld leben zu können.

Da wir als Kind vollkommen von unserem Umfeld abhängig sind, versuchen wir alles, um uns anzupassen. Dafür entwickeln wir bestimmte Verhaltensmuster.
Sie basieren auf den bereits beschriebenen Glaubenssätzen, die unsere Überzeugung über uns und über das Leben widerspiegeln: „Du musst ...!, Du darfst nicht ...!, Du solltest ...!, Das Leben ist ...“. Entweder haben wir sie von den Überzeugungen und dem Verhalten der Erwachsenen direkt übernommen, oder sie sind aufgrund eigener Erfahrungen in uns entstanden (beispielsweise: „Am Ende bin ich doch immer allein!“). Diese Leitsätze sind uns in der Regel nicht bewusst.

Für ein Kind steht seine Familie und sein enges Umfeld stellvertretend für die Welt im Allgemeinen. Die Überzeugungen, die wir hier aufbauen, fungieren als unbewusste Verhaltensregeln für unser weiteres Leben.

Wir sind davon überzeugt, dass die Welt so ist, wie wir sie durch die Glaubenssatzbrille sehen, und dass wir uns auf eine bestimmte Art und Weise verhalten müssen, damit wir in der Welt klarkommen können.

Manchmal haben uns Erwachsene die Verknüpfung von Essen und Emotionen auch direkt vorgelebt. Allein durch das Beobachten eines essgestörten Erwachsenen können wir jedoch keine Essstörung entwickeln. Dafür braucht es erheblich mehr. Existieren in uns keine inneren Gefühlsspannungen, die durch das Essen abgedämpft werden müssen, wird sich ein Essproblem bei uns nicht verfestigen können.

Mit großer Wahrscheinlichkeit hatten wir jedoch keine Eltern, die gut mit sich im Einklang standen und mit ihrem Urvertrauen in Kontakt waren. Eine überwältigende Mehrheit von uns wird die Erfahrung gemacht haben, dass Liebe und Zuwendung an Bedingungen geknüpft sind.

Hatten wir beispielsweise einen Vater, der sich über Leistung definierte, konnten wir seine Anerkennung und Liebe nur unter der Bedingung erringen, dass wir eine von ihm anerkannte Leistung erbrachten. Bei einem solchen Vater wird es einem Kind vermutlich nur sehr schwer möglich sein, die zarteren Seiten seines Wesenskerns zu spüren und wertzuschätzen. Die unbewussten Glaubenssätze, es mit einem leistungsdefinierten Vater vermutlich aufbaut, werden das Kind und später auch den Erwachsenen antreiben, sich ebenfalls über Leistung zu definieren.

Kann es die vom Vater geforderten Leistungen nicht erbringen, ist die Gefahr groß, sich als Versager zu fühlen und ein negatives Selbstbild mit Minderwertigkeitsgefühlen zu entwickeln. Das Kind wird in dem Fall Glaubenssätze aufbauen, die seine Minderwertigkeit ausdrücken.

Ein anderes Beispiel: Haben wir eine Mutter, die uns zwar körperlich gut versorgt, emotional jedoch eher kühl ist, werden wir uns als Kind dazu aufgefordert sehen, unsere Gefühle nur eingeschränkt zu zeigen. Anderenfalls riskieren wir Missbilligung und Liebesentzug.

In diesem Fall wird ein Kind vermutlich Glaubenssätze aufbauen, die seine Gefühle negativ bewerten. Es wird sich wahrscheinlich in seiner Kindheit und später auch als Erwachsener entweder von seiner Gefühlswelt distanzieren oder schnell die Befürchtung hegen, den Menschen um sich herum „zu viel" zu sein. Das Kind wird geneigt sein, immer aufzupassen, dass es in seinem Umfeld nicht zu auffällig ist. Will es in sein Umfeld passen, muss es seine eigenen Bedürfnisse zurückstellen.

Bei diesen beiden Beispielen – es gibt natürlich noch unzählige mehr – haben Kinder keine Möglichkeit zu lernen, ihre emotionalen Bedürfnisse, ihre Gefühle und somit sich selbst unabhängig vom Umfeld wertzuschätzen. Dies ist jedoch die Grundlage, um ihr eigenes Leben zu entfalten.

Können wir aufgrund unserer Biografie unseren Wesenskern nicht ausleben, lernen wir, unsere seelischen Bedürfnisse zu unterdrücken. Wir passen uns dem Umfeld an und stellen äußere Erwartungen an uns über das, was wir tatsächlich brauchen. Als Kind gibt es für uns keine Alternative zur Anpassung. Aber als Erwachsene haben wir diese Chance – wenn wir unsere Muster erkennen und durchbrechen.

Unser Wesenskern lässt sich jedoch nicht folgenlos unterdrücken. Der menschliche Drang, sich auszuleben, ist mächtig. Diesen Impuls im Zaum zu halten, erzeugt viele innere Spannungen.

Irgendwann machen wir dann die Erfahrung, dass das Essen nicht nur unseren körperlichen Hunger stillt, sondern darüber hinaus kurzfristig auch Abhilfe für unseren seelischen Hunger bietet. Der Preis dafür ist, dass wir mehr essen, als wir körperlich brauchen. Wie Gefühlsspannungen tatsächlich durch Essen abgedämpft werden können, erkläre ich im Kapitel „Unser Körper" genauer.

So beginnt das übermäßige Essen uns auf unserem Lebensweg zu begleiten. Viele betroffene Menschen haben in ihrer Kindheit emotionale Not erleiden müssen und gelernt, es als Begleiter durch diese schwierige Zeit zu nutzen. Essen erwartet keine Gegenleistung von uns und ist immer greifbar, stellt weder Anforderungen an uns noch Fragen. Einen inneren Druck, der aus dem Gefühl der Überforderung, der Wut, der Hilflosigkeit, Traurigkeit, Angst oder Schuld herrührt, kann emotionales Essen mit seiner abdämpfenden Funktion erträglicher machen. Fühlen wir innerlich zu wenig Boden unter den Füßen, können wir uns dadurch erden. Sind wir einsam, kann es uns die Einsamkeit, zumindest für einen kurzen Moment, weniger fühlbar und damit erträglicher machen. Essen war da, als niemand anderes für uns da war. Es umarmte und wärmte uns, als niemand zu uns kam, um uns in den Arm zu nehmen oder uns zu wärmen. Es hat uns nicht verlassen und kam nicht betrunken nach Hause. Das Essen hat uns nicht sexuell, physisch oder psychisch misshandelt oder missbraucht und uns nicht bestraft, ausgeschlossen oder ausgelacht. Es hat uns niemals verraten oder allein gelassen. Essen stellte keine unangenehmen Fragen und sagte nie Nein. Wann immer wir es brauchten, war es da.

Es gab eine Zeit, da war Essen für uns Liebe.

Auch wenn die meisten von uns sich an diese Zeit nicht mehr erinnern und jetzt nur noch die negativen Aspekte unserer Essstörung offensichtlich sind. Es ist enorm wichtig zu

verstehen, dass es gute Gründe gab, weshalb wir angefangen haben zu essen, ohne körperlich hungrig zu sein. Es hat uns geholfen, emotional zu überleben.

Wenn Sie dieses Buch lesen, wollen Sie heute jedoch vermutlich nicht mehr nur einfach überleben, sondern endlich leben. Und das ist möglich!

13

Ich will so bleiben, wie ich bin!?

Vor ein paar Jahren sah ich in einer Talkshow eine sehr stark übergewichtige Frau, die von ihrem jahrelangen Kampf gegen ihre Pfunde berichtete. Sie sagte, sie sei nicht länger bereit, sich weiterhin das Leben durch ihr Gewicht erschweren zu lassen und habe deshalb vor einem Jahr beschlossen, sich und ihr Übergewicht zu bejahen. Sie habe lernen müssen zu akzeptieren, dass sie eben korpulenter sei.

Ich kann sehr gut verstehen, dass diese Frau den Kampf gegen ihre Kilos nicht mehr fortsetzen wollte. Auf mich wirkten ihre Worte, als habe sie in Wirklichkeit resigniert und sich mit ihrem Übergewicht eher abgefunden als es tatsächlich akzeptiert. Der Unterschied zwischen dem Gefühl echter Selbstakzeptanz und dem Gefühl des Sich-Abfindens könnte größer kaum sein.

Wenn wir uns mit etwas abfinden, bedeutet das: Wir haben erfolglos versucht, eine Lösung zu finden. Und nun müssen wir uns eben damit arrangieren, dass wir niemals erreichen werden, wonach wir uns so sehnen. Eine Wahlmöglichkeit ist in dem Fall nicht wirklich gegeben. Unsere Entscheidung, aus dem Diätenkarussell auszusteigen, erscheint vielleicht als das kleinere Übel. Die Weiterführung des Kalorienkampfs ist schließlich irgendwann keine Option mehr. Wir geben auf. Genaugenommen fällen wir hier aber eine Entscheidung zwischen zwei Übeln, die wir beide nicht wollen. Wir versuchen unsere Sehnsüchte zu begraben. Deshalb schwingt bei einem Sich-Abfinden immer auch ein Anteil an Frustration und Resignation mit.

Nach meinem Verständnis hat Akzeptanz dagegen nichts mit einer Entscheidung aus einer Vergeblichkeit heraus zu tun. Wenn wir etwas tatsächlich akzeptieren, geschieht das in einer tiefen Übereinstimmung mit uns selbst. Wenn wir spüren, dass das Akzeptierte unserem emotionalen Wachstum dient, bedeutet dies, dass wir mit dieser Entscheidung unsere inneren Flügel weiter ausbreiten können. Warum sollten wir uns damit abfinden, niemals zu fliegen, obwohl wir innerlich spüren, dass in uns das Potenzial dazu schlummert? Wie können wir auf diese Weise Erfüllung finden?

Wenn wir Sehnsucht nach unserem Wohlfühlgewicht und nach dem Ende des Gewichtskampfes haben, empfinden wir letztlich die Sehnsucht danach, unser volles Potenzial zu entfalten. Diesen Wunsch sollten wir auf keinen Fall aufgeben. Die Lebensqualität, die wir mit dem Ende des Gewichtskampfes verbinden, können wir jedoch keineswegs über ein erzwungenes, unnatürliches Sich-Abfinden erreichen. Auch neue, gut getarnte Reglementierungen der Diätindustrie führen nur weg vom Ziel.

In meiner Esskampfzeit hatte ich das Gefühl, dass mein Gewicht wie eine Schicht auf mir lag und ich nicht als die sichtbar sein konnte, die ich im Grunde meines Herzens war. Manchmal empfand ich mich fast wie ein Reh im Körper eines Elefanten. Wenn ich in den Spiegel schaute, ahnte ich, dass ich irgendwo unter meinem Gewicht verborgen war. Die oft gut gemeinten Sätze von Freunden und Bekannten – „Maria, Du haderst jetzt schon so lange mit Deinem Gewicht. Vielleicht musst Du einfach akzeptieren, dass Du bist, wie Du bist!“ – empfand ich nicht nur als wenig hilfreich, sondern ich verstand sie auch nicht. Wie sollte ich mich als jemand akzeptieren, der ich für mein Empfinden überhaupt nicht war? Für mich wäre das einer Selbstaufgabe gleich gekommen.

Akzeptanz kann nicht durch den Verstand erreicht werden. Sie wächst aus einem inneren Gefühl des Friedens heraus und nicht aus einem Gefühl der Hilflosigkeit und der Vergeblichkeit.

Es gibt unabänderliche Situationen, vor die uns das Leben stellt, wie beispielsweise der Tod einer geliebten Person. Das müssen wir akzeptieren. Unser emotionales Essproblem hingegen können wir lösen, wenn wir Werkzeuge nutzen lernen, die stark genug sind.

Wenn Sie schon vieles unternommen haben, um Ihr Wohlfühlgewicht zu erreichen und bisher viele Enttäuschungen erfahren haben, fühlen Sie sich vermutlich manchmal hoffnungslos und resigniert. Da ist es sehr verständlich, dass Sie vielleicht nicht mehr weitergehen wollen und in gewisser Weise kapitulieren.

Wir bleiben jedoch Gefangene im Teufelskreis unseres Verhaltens, wenn der Fokus weiterhin auf unserem Gewichtsproblem liegt und nicht auf den Ursachen. Sämtliche Reglements – und auch ein künstliches Sich-Abfinden – garantieren dies.

Es ist entscheidend, sich nicht von seinem Gewichtskampf fesseln und entkräften zu lassen. Erst dadurch können Sie Ihr Geburtsrecht, sich in sich selbst wohl und willkommen zu fühlen, einlösen und damit Schritt für Schritt Ihr Wohlfühlgewicht auf natürliche Weise erreichen und halten. Geben Sie nicht auf!

14

Zwei Übungen

Ich habe in diesem Buch oft den Begriff Gefühlsspannung verwendet und möchte Ihnen gern in den folgenden zwei Kapiteln Näheres dazu erläutern.

Fühlen zu können, dass wir uns mithilfe des Essens eine tiefer liegende Gefühlsspannung abzudämpfen versuchen, ist eine notwendige Voraussetzung für unsere Heilung. Nur mit der direkten, gefühlten Erfahrung können wir an die eigentliche Ursache – die tiefer liegenden Gründe – herankommen und somit das Problem an der Wurzel fassen und lösen.

Obwohl dieses Buch kein Übungsbuch ist, möchte ich Ihnen gern zwei Übungen ans Herz legen, die Ihnen helfen sollen, die Verbindung zwischen Ihrem Essdrang und der darunter liegenden Spannung wahrnehmen zu können.

Übung 1:

Kaufen Sie sich ein „verbotenes" bzw. „gefährliches" Nahrungsmittel, das Sie normalerweise nicht im Haus haben, da Sie es sonst sofort essen würden. Dann öffnen Sie dieses und legen es sichtbar vor sich hin.

Essen Sie es nicht, sondern versuchen Sie wahrzunehmen, was in Ihnen innerlich beim Anblick dieses Lebensmittels vorgeht. Schreiben Sie auf, was in Ihrem Körper passiert.

Es kann sehr hilfreich sein, die inneren Vorgänge aufzuschreiben, um sich später den gesamten Prozess noch einmal zu veranschaulichen.

Wenn Sie keinen Drang verspüren, es zu essen, gehen Sie Ihrem Tagewerk einfach weiter nach und spüren Sie, wie und wo genau der Essdrang bei Ihnen im Körper wieder auftaucht.

Manchmal geschieht dies recht schnell. Doch es kommt auch vor, dass wir versuchen, uns bei Übungen selber „auszutricksen". Wir erleben es dann so, als hätte es bei uns nie ein Essproblem gegeben. Sollte dies bei Ihnen der Fall sein, warten Sie einfach, bis sich der emotionale Essdrang irgendwann bei Ihnen zurückmeldet. Sollten Sie Termine haben und zwischenzeitlich das Haus verlassen müssen, nehmen Sie nach Möglichkeit Ihre verbotene Speise mit.

Sobald Sie einen Essdrang verspüren, fragen Sie sich: Wo genau spüren Sie ihn in Ihrem Körper? Steckt er im Hals, in der Brust oder wo sonst? Wo spüren Sie die Gier, das Nahrungsmittel essen zu wollen? Für manche Menschen ist es am Anfang ungewohnt, in ihren Körper hineinzuspüren. Deshalb geben Sie sich bitte Zeit. Vielleicht werden Sie ungeduldig oder ärgerlich, vielleicht wütend, traurig oder auch trotzig. Nehmen Sie einfach wahr, was in Ihnen genau passiert.

Dann nehmen Sie das Nahrungsmittel, essen nur ein kleines Stück und legen es wieder aus der Hand. Das ist für die meisten von uns nicht so einfach. Versuchen Sie es, so gut es geht. Als nächstes legen Sie es, wo immer Sie sind (beim Abwaschen, vor dem Computer usw.) sichtbar vor sich hin. Essen Sie es nicht auf!

Wenn Sie nun weiter Ihrer Tätigkeit nachgehen, was nehmen Sie wahr? Was passiert? Werden Sie sauer auf diese Übung? Versuchen Sie ganz fein in sich hineinzuspüren.

Als ich diese Übung vor vielen Jahren selbst ausführte, kaufte ich mir Weingummis und legte die geöffnete Tüte vor mich hin. Da ich wusste, dass ich vor allem zum Abend hin emotional aß, wählte ich für diese Übung bewusst eine späte Uhrzeit aus. Nachdem ich die Weingummis geöffnet hatte und sie neben mir auf dem Wohnzimmertisch lagen, dauerte es nicht lange, und meine Gedanken wanderten immer wieder zu ihnen hin. Die Weingummis „riefen“ mich förmlich. Ich konnte eine Spannung im Brust- und Halsbereich wahrnehmen und spürte im Laufe des Abends den starken Drang zu essen. Ich wurde trotzig und ein Gefühl von „Ich lass' mir doch nichts verbieten!“ stieg in mir auf. Dann setzte ich mich hin und versuchte den Trotz in mir intensiver wahrzunehmen. Ich spürte, dass hinter meinem Trotz, hinter meiner Wut eine Traurigkeit, aber auch ein Gefühl der Hilflosigkeit und Erschöpfung lagen.

Übung 2:

Wenn Sie das nächste Mal hungrig sind, setzen Sie sich bitte ungestört zum Essen hin und legen Sie sich etwas zum Schreiben bereit. Dann beginnen Sie zu essen, legen nach jedem Bissen das Besteck aus der Hand und lehnen sich ein Stück zurück. Versuchen Sie die Nahrung in Ihrem Mund ausgiebig zu schmecken. Verändert sich der Geschmack, wenn Sie sie längere Zeit kauen? Gehen Sie noch einen Schritt weiter, sobald diese Übung Ihnen bereits gelungen ist. Spüren Sie den Nachgeschmack, bevor Sie einen weiteren Bissen nehmen.

Spüren Sie in sich hinein. Was nehmen Sie wahr? Gibt es ein Gefühl in Ihnen, das Sie auffordert, schneller zu essen oder zu kauen? Oder ein Gefühl, das Sie veranlasst, größere Nahrungsmengen auf die Gabel zu nehmen? Wenn dem so ist, wo nehmen Sie diese „Aufforderung“ in Ihrem Körper wahr? Ist sie wie ein Loch im Hals oder ein Sog im Mund? Fühlt es sich an wie ein Druck auf der Brust, oder wie spüren Sie, dass Sie schneller essen wollen? Wo sitzt die Gier oder der Drang in Ihrem Körper?

Notieren Sie sich bitte genau, was in Ihnen geschieht. Erforschen Sie sich. Wenn Sie bisher noch wenig Übung darin haben, in den Körper hineinzuspüren, kann es hilfreich sein, die Augen immer wieder mal zu schließen. So richten Sie Ihre Aufmerksamkeit mehr nach innen und sind weniger abgelenkt.

Nehmen Sie bitte auch wahr, ob während dieser Übung Gefühle in Ihnen auftauchen. Werden Sie unruhig, trotzig, traurig ...? Wenn ja, wo nehmen Sie dieses Gefühl in Ihrem Körper wahr? Woher wissen Sie, dass Sie beispielsweise wütend sind? Wo ist die Körperempfindung dazu?

Fühlen Sie während dieser Übung zwischendurch in ihren Bauch- und Magenbereich und versuchen Sie wahrzunehmen, wann Sie ein Gefühl der körperlichen Sättigung spüren können. Das bedeutet, Sie nehmen wahr, dass Ihr Körper gerade eben genug hat. Sie sind also satt, hätten jedoch noch Platz im Magen.

Dann hören Sie auf zu essen, lehnen sich zurück und nehmen sich selbst wahr. Was fühlen Sie? Kommt Trotz in Ihnen auf? Etwas wie: „Ich will aber noch weiter essen, ich lasse mir doch nichts vorschreiben!“ oder Traurigkeit, zum Beispiel in dieser Art: „Ich bekomme nicht genug! Ich brauche noch mehr!“? Was geht in Ihnen vor, wenn Ihr Körper angenehm satt ist und Sie aufhören zu essen? Welche Gefühle tauchen dann auf und wo nehmen Sie sie in Ihrem Körper wahr?

Wenn wir beim Essen wahrnehmen, was ist, findet eine bewusste Entkopplung von Essen und Emotionen statt. Wir können dann die Spannungen in uns erspüren, die wir uns normalerweise mit dem Essen versuchen abzudämpfen. Sie überhaupt fühlen zu können, ist der erste Schritt zur Heilung, sie aufzulösen der notwendige zweite.

Unser Körper – Tor zur Heilung

„Der Körper ist der Übersetzer der Seele ins Sichtbare."

Christian Morgenstern

In einem Buch mit Abnehmtipps las ich vor Jahren den Ratschlag, bei einem aufkommenden Essdrang die Wohnung zu verlassen und um den Block zu gehen. Wer solche unsinnigen Tipps gibt, dem unterstelle ich, niemals wirklich ein Gewichtsproblem gehabt zu haben. Denn bei einem emotionalen Essproblem werden wir in diesem Fall um den Block gehen und entweder sofort danach oder etwas später ziemlich sicher dennoch essen.

Sich in einer Essdrang-Situation abzulenken, hilft nur kurzfristig, wenn überhaupt. Denn die Gefühlsspannungen, die uns zum Essen aufgefordert haben, werden durch die Ablenkung nur weggeschoben, aber nicht aufgelöst. Deshalb werden sie sich nach kurzer Zeit durch den Drang zu essen von Neuem melden. Wollen wir nicht in diesem Teufelskreis gefangen bleiben, ist es notwendig, uns mit diesen Spannungen zu beschäftigen.

Was sind Gefühlsspannungen?

Wenn wir über Gefühle sprechen, ordnen wir bestimmten Begriffen eine oder mehrere Körperempfindungen zu. So verbinden wir mit dem Begriff Freude beispielsweise den Sinneseindruck

Leichtigkeit oder Lachen. Der Begriff Angst steht ebenfalls für unterschiedliche Körperimpressionen, die wir im Zusammenhang damit haben, wie z. B. erhöhte Herzfrequenz oder Engegefühl in der Brust.

Bevor sich in der Kindheit unser logisches Denken und damit unsere Sprache entwickelt, nehmen wir solche Körperempfindungen bereits wahr.
Um bei unserem obigen Beispiel der Angst zu bleiben: Zuerst erfahren wir die Körperempfindung der Enge in der Brust und des schnelleren Herzschlages. Erst später werden wir von den Erwachsenen lernen, dass diesen Körperempfindungen der Begriff Angst zugeordnet ist. Bevor unser logischer Verstand aktiv wird, hat unser Körper in Form von Spannungsaufbau bereits reagiert.

Kann diese Spannung wieder abgebaut werden, normalisiert sich unser körperliches System. Ist dies nicht der Fall, bleibt sie im Körper bestehen und verursacht Probleme. Darauf möchte ich später gern näher eingehen.

Sich dies zu verdeutlichen ist vor allem deshalb sehr wichtig, weil viele Menschen schon am Anfang ihres Lebens negative Erfahrungen machen mussten. Versuchen wir, über das Erkennen und Analysieren unsere Blockaden aus einer früheren Lebenszeit zu lösen, stoßen wir zwangsläufig an Grenzen. Denn in dieser Zeit hatte nicht das Denken, sondern die körperlich empfundene Wahrnehmung Vorrang.

Für unsere Heilung ist es fundamental wichtig, Folgendes zu verstehen: Glaubenssätze, die wir im Laufe unseres Lebens aufgebaut und verinnerlicht haben, sind nicht allein durch unsere Erziehung entstanden. Lang davor war es unser Körper, der bereits frühkindliche Erfahrungen in sich aufgenommen hat.

Diese Erfahrungen beeinflussen später unsere Sicht auf die Welt und damit auch unser Verhalten.

An die meisten Ereignisse unserer frühsten Kindheit können wir uns nicht erinnern. Doch es gibt einen Zeugen, der bei all unseren Erfahrungen dabei war: unser Körper. Damit steht er uns mit seinem Wissen als zuverlässiger Helfer zur Verfügung. Das gilt natürlich auch für andere verdrängte Ereignisse unseres späteren Lebens. Erst mithilfe unseres Körpers können wir diese Blockaden unmittelbar wahrnehmen und auflösen.

Egal, welche Konditionierungen und Gewohnheiten wir durch unsere Erziehung aufgebaut und von unserem Umfeld übernommen haben. Egal, in welchen Schemata wir dementsprechend heute denken: Unser Körper zeigt uns, wie die Ereignisse in unserem Leben für uns tatsächlich waren. Mag unser Umfeld einschließlich unseres Elternhauses unsere persönliche Sichtweise teilen oder auch nicht.

Über und durch unseren Körper eine Quelle des Selbstvertrauens und der eigenen Wahrheit zu erfahren, bringt inneren Frieden.

Bei sogenannten negativen Gefühlen wie Wut, Angst und Hilflosigkeit werden körperliche Spannungen in uns ausgelöst: Da ist eine Enge im Hals, unser Magen möchte sich zusammenziehen oder wir empfinden einen Druck auf der Brust. Von daher nenne ich diese mit den Gefühlen verbundenen körperlichen Spannungen „Gefühlsspannungen“.

Ein emotionales Essproblem deutet darauf hin, dass wir irgendwann in unserem Leben die Erfahrung gemacht haben, dass Essen diese Gefühle weniger wahrnehmbar macht. Wenn wir gegessen haben, muss unser Körper die aufgenommene Nahrung verdauen. Der körperliche Fokus richtet sich auf die Verdauung und somit zeitweilig weg von den inneren Spannungen. Dadurch fühlen wir uns, zumindest für kurze Zeit, ruhiger und wohler.

Zusätzlich sind wir auch durch das sinnliche Erlebnis (Geschmack, Zerfließen, Kaugenuss, Temperatur oder Schärfe) von den eigentlich vorherrschenden Körperempfindungen „weggeführt“. So kann uns ein Eis durch seinen süßen cremigen Geschmack im Mund von einer tiefer liegenden Wut für einen Augenblick „ablenken“.

Für mich ist dies auch der Grund, weshalb manche Menschen, die Diät halten, in dieser Zeit übellauniger werden. Die Nahrung als Mittel zum Abschwächen der Gefühlsspannungen steht nicht mehr in gleichem Maße zur Verfügung. Zusätzlich erzeugt die Reglementierung einen Druck in uns, der wiederum innere Gefühlsspannungen aktivieren kann. Zwangsläufig finden wir uns dadurch früher oder später in einem Essanfall wieder.

Auch bestimmte Alltagssituationen können Gefühlsspannungen in uns aktivieren. Die meisten von uns erfahren dieses nicht bewusst. Was wir wahrnehmen, ist der plötzliche Essdrang nach Schokolade oder nach anderen Nahrungsmitteln, zum Beispiel bei der Arbeit. Wir fühlen uns von einer Situation gestresst und suchen Abhilfe im Schokoriegel, damit wir weiter gut funktionieren können.

Sind wir uns der tiefer liegenden Spannungen nicht bewusst, haben wir den Eindruck, als käme der aufkommende Essdrang „aus heiterem Himmel". Wir verspüren einen „Jieper" auf ein Nahrungsmittel oder wir beginnen eine Mahlzeit hungrig und können uns nicht erklären, weshalb wir immer weiter essen müssen, obwohl unser Körper doch schon längst satt ist. Ohne den Bezug zu den tieferen Gefühlen empfinden wir uns dem Essdrang hilflos ausgeliefert.

Dazu Gruppenteilnehmerin Bettina: „Vor ein paar Tagen war in der Firma der Teufel los! Ich fühlte mich sehr mitgenommen und angespannt. Nach so einem anstrengenden Tag halte ich auf dem Heimweg normalerweise an der Tanke und hole mir Erdnüsse und

Schokolade. Durch die Gruppenarbeit konnte ich aber nun meinen Körper deutlicher wahrnehmen und somit auch den starken Druck im Hals! Darum ging es also. Ich fühlte noch weiter hinein und dann war klar, dass ich eigentlich völlig erschöpft war. Mehr noch, ich war unglaublich wütend und wollte am liebsten losschreien! Dann hab ich angehalten und meine Übungen aus der Gruppe gemacht, also meiner Gefühlsspannung Raum gegeben und begonnen mit ihnen zu arbeiten. Im Kopf war mir das zwar schon länger klar, aber da hab ich es auch das erste Mal emotional begriffen: Die Süßigkeiten vorm TV waren gar nicht mehr nötig!" Für Bettina war es das erste Mal, dass sie einen Zusammenhang zwischen einer Gefühlsspannung und einem Essdrang nicht nur erkennen, sondern auch erspüren konnte. Bisher wäre sie in so einem Fall mit den Erdnüssen und der Schokolade nach Hause gefahren und hätte sie vor dem Fernseher gegessen.

Auch wenn wir durch unsere Biografie verlernen mussten, unsere Gefühle wahrzunehmen oder wir dazu erzogen wurden, ihnen keine große Beachtung zu schenken – unser Verlangen, emotional zu essen, signalisiert uns zuverlässig, dass sie dennoch vorhanden sind.

Viele emotionale Esser stellen fest, dass sie vermehrt am Abend essen. Wenn wir zur Ruhe kommen, lenken uns keine zu erledigenden Aufgaben mehr davon ab, wie es uns eigentlich geht. Bevor wir unsere tiefer liegenden Spannungen überhaupt wahrnehmen können, meldet sich bereits unser Appetit nach Gummibärchen oder Nüssen. Wir versuchen sie dann über das Essen wieder loszuwerden. Auflösen lassen sie sich damit jedoch nicht. Das bedeutet: Sie werden sich immer wieder in der gleichen Form bei uns melden und wir werden immer wieder versuchen, sie auf dieselbe Art und Weise abzudämpfen. Diesen kraftraubenden Kreislauf können wir durch die Einbeziehung unseres Körpers durchbrechen.

Als ich früher in meiner essgestörten Zeit neben den diversen Diäten auch alternative Schlankheitsprogramme ausprobierte, verstand ich lange Zeit nicht, warum auch diese Maßnahmen bei mir nicht funktionierten. Bei diesen Ansätzen ging es darum, entweder durch Affirmationen und Suggestionen eine Umprogrammierung meines Unterbewusstseins zu erreichen oder durch Verhaltensänderungen meine Essgewohnheiten zu beeinflussen.

Doch ganz gleich welche Anweisungen ich nach der jeweiligen Methode befolgte, ich konnte meinen starken Drang nach Essen dadurch nicht dauerhaft auflösen.

Als ich genauer betrachtete, worin der Grund dafür liegen konnte, wurde mir deutlich, dass all diese Methoden eines gemeinsam hatten: Sie sprachen nur die mentale Ebene an.

Körper und Denken sind aber beim Menschen nicht voneinander trennbar, auch wenn das in unserer industrialisierten Welt häufig getan oder zumindest versucht wird. Wir wachsen überwiegend in dem Glauben auf, es gäbe in uns diese zwei isolierten Ebenen.

Für mich kam der Durchbruch erst, als ich meinen Körper in meinen Heilungsprozess mit einbezog und dadurch die Gefühlsspannungen gezielt abbauen konnte. Dafür hatte ich spezielle eigene Übungen entwickelt.

Aus der langjährigen Praxis mit meinen Klienten – und auch aus meiner eigenen Erfahrung – ist eine Erkenntnis unumstößlich hervorgegangen: Heilung wird erst möglich, wenn wir beide Ebenen, auf denen das Problem entstanden ist, gleichermaßen mit einbeziehen. Erst wenn die körperliche und die mentale Ebene als gleich wichtig gesehen werden, ist unser Essproblem dauerhaft zu lösen.

Natürlich sind wir auch durch unsere Erziehung und durch Gewohnheiten geprägt, weshalb wir die mentale Ebene nicht ganz außer Acht lassen dürfen. Aber beim emotionalen Essproblem geht es nicht nur um das Erkennen und Verändern von Gewohnheiten. Ohne die Einbeziehung unseres Körpers bleibt der Lösungsansatz unvollständig und das emotionale Essproblem hält sich trotz guter Erkenntnisse.

Wie bereits im Kapitel „Essen war Liebe" beschrieben, haben wir gute Gründe, weshalb wir angefangen haben, emotional zu essen. Dann gab es in unserer Vergangenheit Erlebnisse, mit denen wir nur schwer oder gar nicht umgehen konnten.

Bei manchen Menschen sind diese Ereignisse offensichtlich, wenn es in ihrem Leben zum Beispiel traumatisierende Erfahrungen gab. Für andere Menschen scheint diese Zuordnung schwieriger. So war es auch bei Katharina. Sie kam in mein Seminar und sagte, sie verstehe nicht, weshalb sie immer wieder mehr esse, als sie eigentlich bräuchte.

„Wenn ich die Lebensgeschichten mancher Seminarteilnehmerinnen höre, kann ich gut nachvollziehen, weshalb es bei ihnen zu einer Essstörung gekommen ist. Aber in meinem Leben ist bisher alles normal verlaufen. Da ist nichts Dramatisches gewesen. Ich bin weder geschlagen noch auf andere Art misshandelt worden. Ist es nicht möglich, dass ich vielleicht doch nur einfach zur Maßlosigkeit neige und letztendlich nur lernen muss, mich besser in den Griff zu kriegen?"

Als ich sie fragte, ob sie das nicht schon probiert habe und sie dieses bejahte, erkundigte ich mich, weshalb sie glaube, dass es um mehr Disziplin gehe. Schließlich habe sie doch bereits die Erfahrung gemacht, dass mehr Disziplin ihren Essdrang nicht auflösen konnte. „Weil ich keine andere Erklärung weiß", gab sie zurück. „Manchmal denke ich: ‚Mit mir stimmt einfach etwas nicht.'"

Wir gingen der Sache auf den Grund. Schnell wurde deutlich, dass Katharina eine Frau war, die nichts dem Zufall überließ. Bei der Arbeit war sie sehr zuverlässig und fleißig. In der Partnerschaft und bei ihren Freunden war sie diejenige, die die Dinge in die Hand nahm und für Probleme anderer Leute immer eine Lösung wusste. Sie hatte alles im Griff, nur beim Essen entglitt ihr die Kontrolle.

Als wir uns in dieses Thema vertieften, wurde ihr klar, dass sie versuchte, einem bestimmten Selbstbild zu entsprechen. War dies nicht der Fall – wie beispielsweise beim Essen – kam sie in Kontakt mit abwertenden Stimmen in ihrem Inneren, die ihr suggerierten, dass sie eigentlich faul, egoistisch und generell nicht gut genug sei.

Sie fürchtete, dass diese Kritiker in ihr recht haben und Menschen in ihrem Umfeld dies entdecken könnten. Als wir gründlicher mit diesen Stimmen arbeiteten, kam Katharina deren Wucht erst richtig zu Bewusstsein.

Ihr wurde klar, dass sie durch ihr kontrolliertes und leistungsorientiertes Verhalten versuchte, diesem negativen Selbstbild etwas entgegenzusetzen. Die inneren Kritiker hielten sie in einem engen Verhaltenskorsett gefangen. Sie konnte die enorme körperliche Spannung wahrnehmen, die dieses Korsett in ihr auslöste.

Wie Katharina uns am zweiten Tag des Seminars nach einer speziellen Übung mitteilte, waren es genau diese Gefühlsspannungen, die sie versuchte, mit Essen vergeblich zu lösen. Jetzt, wo sie in direkten Kontakt mit ihnen treten konnte, war es ihr möglich, diese mithilfe spezieller Übungen abzubauen.

Katharinas Wissen allein hätte nichts gegen ihren Essimpuls geholfen. Erst durch die Einbeziehung ihres Körpers konnte sie lernen, mit ihnen zu arbeiten und sie Schritt für Schritt abzubauen. Allmählich brauchte sie das Essen nicht mehr.

Obwohl es in Katharinas Lebensgeschichte keine Übergriffe gab, hatte sie starke innere Kritiker[6] aufgebaut, die es ihr nicht erlaubten, sich in sich selbst wohl und entspannt zu fühlen.

Wie diese inneren Kritiker entstehen, möchte ich Ihnen im folgenden Kapitel gern erläutern.

Die inneren Kritiker

Wie im Kapitel „Urvertrauen und Heilung“ erwähnt, ist es für viele Menschen als Säugling nicht möglich, Urvertrauen auf- und auszubauen.

Aber auch für Menschen, die als Säugling dieses Glück hatten, ist es beim Heranwachsen wichtig, dieses Vertrauen mithilfe ihres Umfeldes weiter auszubauen und zu festigen. Wenn ein Kind heranwächst, trägt es seine emotionalen Bedürfnisse in die Welt. Wird es mit seinem Wesenskern wahrgenommen und geliebt und werden seine Bedürfnisse erfüllt, kann es diese Erfahrungen integrieren. Die Wertschätzung sowie die Akzeptanz für sich selbst beginnt zu wachsen. Das Vertrauen zu sich und der Welt kann sich entfalten.

Ist die Rückmeldung wiederholt negativ und die emotionalen Bedürfnisse finden keine Erfüllung, entsteht beim Kind eine Stresssituation. Es möchte sein Wesen entfalten und kann das nicht, denn es wird in seinem Umfeld, von dessen Liebe es abhängig ist, nicht so angenommen, wie es ist. Ihm werden Liebe und Lob zuteil, wenn es dem Wertesystem des Umfeldes entspricht; Tadel und Liebesentzug drohen hingegen, wenn es den Anforderungen nicht genügt. Nicht immer wird der Liebesentzug explizit angedroht. Manchmal spürt das Kind lediglich, dass die Drohung im Raum schwebt.

Für viele Eltern ist es schwierig, in dieser Hinsicht als Leitbild zu fungieren. Schließlich haben sie selbst von ihren Eltern auch nicht vorgelebt bekommen, ihre eigenen Bedürfnisse wertzuschätzen. Obwohl einige Eltern die Bezeichnung Vater oder Mutter über den biologischen Begriff hinaus nicht verdienen, gibt es natürlich auch viele, die von Herzen gern die emotionalen Bedürfnisse ihrer Kinder erfüllen möchten. Sie haben ein echtes Interesse daran, ihr Kind und seinen Wesenskern kennenzulernen, statt sich eine feste Vorstellung davon zu machen, wie oder wer ihr Kind ihrer Meinung nach sein sollte.

Ein wichtiger Teil unseres Heilungswegs besteht darin, dass wir uns mit unseren Bedürfnissen wahrnehmen und wertschätzen lernen. Wir brauchen kein Leben im Kampf mit unseren inneren Kritikern zu führen. Vielmehr sind wir eingeladen, uns selbst kennenzulernen. Das kommt nicht nur uns, sondern auch den Menschen in unserem Umfeld zugute.

Eine Frau sagte einmal in der Gruppe dazu, sie merke, wie sich durch ihren Essensheilungsweg nicht nur der Kontakt zu sich selbst, sondern auch zu ihrer Tochter erheblich verbessert habe. Dadurch, dass sie sich selbst und ihre Bedürfnisse mehr wertschätze, empfinde sie in sich viel mehr Ruhe und reagiere um ein Vielfaches weniger gereizt, wenn ihre Tochter ihre eigenen Bedürfnisse anmeldet.

Früher habe sie sich sehr oft von den Bedürfnissen ihrer Tochter, die sie sehr liebe und deren Wünsche sie deshalb gern erfüllen wolle, überfordert gefühlt. Als Ausgleich hat sie dann viel zu viel gegessen. Die Kraft, die sie bisher für den Kampf gegen ihre inneren Kritiker aufgebracht hat, steht ihr jetzt zusätzlich als eine weitere Quelle zur Verfügung.

Wir können das Vertrauen in uns „nachreifen" lassen wie bei einer unreifen Frucht. Auf dieses Nachreifen, das für die Heilung von emotionalem Essen eine zentrale Rolle spielt, werde ich im nächsten Kapitel „Das innere Kind"[7] ausführlicher eingehen.

Erfährt ein Kind die Wertschätzung seiner seelischen Bedürfnisse nicht, wird es dieses Gefühl sich selbst gegenüber ebenfalls nicht entwickeln. Für ein Kind bedeutet dies wegen der Abhängigkeit vom engen Umfeld eine emotional existenziell bedrohliche Situation. Bei vielen Kindern entsteht an diesem Entwicklungspunkt im Unterbewusstsein ein Gefühl, das sich etwa so ausdrücken ließe: „So, wie ich bin, kann ich meinen Platz in der Welt nicht sichern."

Empfinden wir uns so, wie wir sind, als nicht vollständig angenommen, entsteht in uns ein Gefuhl des Verlassenseins – bildlich gesprochen, ein verlassenes inneres Kind. Spüren wir einen emotionalen Essdrang, ist es dieses verlassene innere Kind, das sich bei uns meldet. Auch darauf werde ich im Kapitel über das innere Kind noch genauer eingehen.

Kinder versuchen einer für sie unverständlichen Situation dadurch einen Sinn zu geben, dass sie die „Schuld“ bei sich suchen: „Wenn ich nicht so oder so wäre, dann würden mich die anderen mehr lieben.“

Wenn mein Vater mich als Kind anschrie, weil ich so viel aß, hasste ich nicht ihn dafür. Ich hasste mich selbst für meine vermeintliche Disziplinlosigkeit. Ich dachte, dass er recht habe, mir seine Liebe zu entziehen, da ich ja so maßlos war und man mich deshalb nicht liebenswert finden konnte.

Um emotional zu überleben, lernen wir unsere Bedürfnisse abzuspalten. Wir stufen sie ein als unwichtig, schlecht, egoistisch oder beispielsweise als Zeichen der Faulheit. Das Gefühl für uns selbst geht verloren.

Als Folge davon entstehen später Glaubenssätze wie: „Mit mir stimmt etwas nicht“; „So, wie ich bin, bin ich nicht liebenswert“; „Ich bin so nicht in Ordnung.“ Dies geschieht, auch wenn keine weiteren Übergriffe hinzukommen.

Daraus entwickeln sich unsere inneren Kritiker. Wir entwickeln abwertende Gedanken uns selbst gegenüber. Katharinas Gefühl „Wenn die anderen wüssten, wie ich wirklich bin, würden sie mich nicht mehr mögen“, ist gleichsam eine Zeugenschaft aus einer Zeit, in der sie es tatsächlich so erlebt hat – unabhängig davon, ob das Verhältnis zu ihren Eltern ansonsten gut war.

Es sind die daraus resultierenden Verhaltensmuster, die uns heute daran hindern, uns unabhängig von außen in uns selbst lebendig, sicher und geborgen zu fühlen. Denn genau dieses Gefühl haben wir damals verloren.

Die Abwertung unserer Bedürfnisse und damit unseres Selbst hat uns geholfen, Kontrolle zu erlangen, mit dem Wertesystem unseres Umfelds umzugehen und darin zu leben. Aber unabhängig davon, ob unsere Verhaltensmuster schon viele Jahre oder vielleicht schon seit Jahrzehnten in uns festhängen, wir können sie auflösen.

Der oben beschriebene Mechanismus wiederholt sich, während das Kind heranwächst. Hilflosigkeit, Ohnmacht und das Gefühl „Ich schaffe es nicht" treten immer wieder auf. Die große Frustration, die wir erleben, wenn wir zunehmen, entspringt diesem Gefühl der Machtlosigkeit, der vernichtenden inneren Furcht, dass der Glaubenssatz „Ich schaffe es nicht" wahr sein könnte.

Wenn ich früher nach einer wieder mal gescheiterten Diät mit diesem Gefühl konfrontiert war, fühlte ich mich unglaublich schwach und kraftlos. Schließlich sollten sich doch durch das Schlanksein und die Beendigung des Gewichtskampfes endlich alle meine Wünsche erfüllen: „Wenn ich erst schlank bin, dann ..."

Aber die inneren Kritiker, die so erbarmungslos mit uns umspringen können, und der Glaubenssatz „Ich schaffe es nicht" haben nichts mit unserem Gewicht, sondern mit dem verlassenen Kind in uns zu tun.

Dadurch, dass wir uns in der Kindheit derart anpassen mussten, sind in uns Gefühlsspannungen entstanden (quasi ein Erbe aus dieser Zeit). Sie bewirken, dass wir uns selbst nicht gut aushalten, geschweige denn genießen können. Wir brauchen dann den Fernseher, das Radio oder andere Zerstreuungen. Unsere inneren Kritiker halten uns gewissermaßen ständig unter Strom. Manchen Menschen ist dies nicht bewusst. So war es anfangs auch bei Katharina.

Will Katharina ihr Essproblem dauerhaft lösen, muss sie tiefer gehen als nur bis zum Erkennen der inneren Kritiker. Denn diese sind nicht die Ursache für ihr Problem. Sie sind das Ergebnis ihres inneren Vertrauensverlustes und der Anpassung an das jeweilige Umfeld.

Zuerst war das verlassene innere Kind da. Um diese innerlich bedrohliche Situation unter Kontrolle zu bekommen und ihr einen Sinn zu geben, haben wir uns abgewertet. Dadurch entstanden die inneren Kritiker. Bei manchen Menschen haben auch die Eltern oder das enge Umfeld entsprechende Urteile gefällt, die wir dann übernommen haben.

Es ist sehr wichtig zu verstehen, dass unsere inneren Kritiker nicht dadurch verschwinden, dass wir gegen sie kämpfen. Sie gehen erst, wenn wir uns um das dahinter versteckte, verlassene innere Kind in uns kümmern.

17

Das innere Kind
und andere Gefühlsfiguren

„Deine Kinder sind nicht deine Kinder.
Sie sind die Söhne und Töchter der Sehnsucht des Lebens
nach sich selbst."
Khalil Gibran

Mit unserer Biografie sind wir nicht geboren, mit unserem Wesenskern schon. Wird unsere Biografie im Laufe unseres Lebens erst nach und nach von unseren Lebenserfahrungen geschrieben, war unser Wesenskern schon vor der Entwicklung unserer Persönlichkeit da. Jede Mutter sieht und spürt, dass ihr Baby nicht nur ein Gefäß ist, in dem sich Erfahrungen sammeln, sondern dass jedes Kind bereits mit individuellen Eigenschaften in dieses Leben kommt. Gerade bei Geschwistern werden diese Unterschiede sehr deutlich. Die amerikanischen Psychologinnen Erika Chopich und Margaret Paul haben für den Wesenskern in uns den Begriff des inneren Kindes geprägt und in der Welt bekannt gemacht.

Da es bei der Heilung von emotionalem Essen darum geht, unseren Wesenskern stärker zu entfalten, ist die Arbeit mit dem inneren Kind sehr sinnvoll und wirksam. Da ich die Einbeziehung der körperlichen Ebene für unabdingbar halte, habe ich die Arbeit mit dem inneren Kind um diese erweitert. Zusätzlich bedurfte es für meinen Ansatz einer Veränderung auch der mentalen Arbeitsweise. So entstand eine neue und erweiterte Methode in der Arbeit mit dem inneren Kind.

Sie hilft uns, die Komplexität unserer Psyche einfach und verständlich zu veranschaulichen. Oft fragen wir uns nach Essanfällen, weshalb wir wieder essen mussten und fühlen uns als Versager. Durch die erweiterte Arbeit mit dem inneren Kind können wir einen Zugang zu diesen tieferen Ebenen in uns finden, die uns unbewusst zum Essen aufgefordert haben. Diese Methode stellt konkretes Handwerkszeug für unsere Heilung dar, nicht nur bei Essstörungen.

Heutzutage wird der Begriff des inneren Kindes häufig nur noch so verwendet, dass er ein kleines Mädchen oder einen kleinen Jungen in uns symbolisieren soll. Im ursprünglichen Sinne geht es jedoch um weit mehr als das.

Das innere Kind

Das Kind steht, wie oben beschrieben, für unseren Wesenskern, für unsere Essenz. Es repräsentiert das, was uns ausmacht: unsere Einzigartigkeit, Kreativität und Lebenslust.

Da jeder Mensch einen Wesenskern besitzt, hat jeder – also auch als Erwachsener – ein inneres Kind in sich. Wenn Sie in Ihrem Leben leidvolle Erfahrungen machen mussten, ist der Kontakt zu diesem Kind für Sie vielleicht kaum oder gar nicht fühlbar. Aber auch wenn wir das innere Kind nicht spüren, ist es dennoch da. Es ist unzerstörbar.

Kinder sind in ihrem Wesen neugierig auf das Leben. Sie lernen und wachsen. Sie erfahren sich in der Welt, teilen sich ihr mit und kosten ihre Lebendigkeit aus. So ist es auch mit dem inneren Kind in uns. Es steht symbolisch für das, was uns ausmacht, bevor sich durch lebensgeschichtliche Ereignisse Gefühlsspannungen und Konditionierungen in uns bilden.

Sind wir mit unserem inneren Kind in Kontakt, fühlen wir uns lebendig, sicher, geborgen und frei. Wir fühlen uns geliebt, in uns selbst willkommen und wohl. Fast jeder Mensch kennt Situationen, in denen er sich in seinem Leben auch als Erwachsener seinem inneren Kind nahe fühlt. Manche erleben das beispielsweise, wenn sie bestimmte Musik hören, im Wald spazieren gehen, mit einem anderen Menschen eine bereichernde Begegnung haben oder andere Erfahrungen machen, die das Gefühl emotionalen Genährtseins vermitteln.

Bezogen auf das emotionale Essen spielt das innere Kind eine große Rolle. Denn die Sehnsucht, schlank zu sein und den Essenskampf zu beenden, entspringt dem Wunsch, uns selbst auszuleben. Die Lebendigkeit, Liebe, Leichtigkeit und Lebensfreude, für die das innere Kind steht, sind genau jene Eigenschaften, die wir mit dem Ende unseres Essproblems verbinden.

Unser inneres Kind zu leben bedeutet, dass unsere Bedürfnisse Befriedigung finden. Deshalb sind die emotionalen Verheißungen, die hinter jeder Diät stecken und mit denen die Diätindustrie wirbt, für viele Menschen so verlockend. Hierbei schwingt stets ein „Wenn ich erst schlank bin …“ mit, in das jeder seine Wünsche hineinprojizieren kann. Doch es bleibt eine Illusion. So dringen wir nicht zu unserem inneren Kind vor, sondern wir geben unsere Sehnsüchte in fremde Hände.

Unser Leben beginnt nicht irgendwann, sondern findet jetzt statt. Was uns daran hindert, unser inneres Kind in diesem Augenblick leben zu lassen, hat nichts mit einer Zahl auf der Waage zu tun. Das Gewicht ist vielmehr die Folge davon, dass wir durch Gefühlsspannungen und innere Verhaltensmuster dieses Kind in uns nicht leben können.

Das konditionierte Kind[8]

Machen wir als Kind die Erfahrung, dass wir unsere emotionalen Bedürfnisse zugunsten des Umfeldes zurückstellen müssen, entwickeln wir einen Persönlichkeitsanteil in uns, den ich das konditionierte Kind nenne. Wir passen uns den Bedingungen des Umfeldes an.

Das geschieht nicht bewusst. Wir entwickeln unsere Vorstellungen, wie wir uns in der Welt verhalten sollen, indem wir erleben und beobachten. Wie gehen unsere Eltern oder andere Bezugspersonen mit sich selbst um? Wie werden wir selbst behandelt? So entstehen in uns die bereits erwähnten Glaubenssätze, die mit „Du musst …", „Du solltest …!", „Du darfst nicht …!" usw. beginnen. Diese Vorstellungen und Überzeugungen halten wir als Kind unbewusst für wahr und beginnen uns darüber zu definieren.

Ich übernahm beispielsweise als Kind das Credo meines Vaters – das Leben ist Kampf – und strengte mich unglaublich an, mich darin zu behaupten. Mein konditioniertes Kind trieb mich zu Höchstleistungen an und duldete keine Schwäche. Auch im Erwachsenenalter fiel es mir viele Jahre lang sehr schwer, vor anderen Menschen Gefühle zu zeigen. Denn Gefühle bedeuteten für mein konditioniertes Kind Schwäche, und die durfte ich im Kampf nicht zulassen.

Wenn ich als Kind gut funktionierte, bekam ich Anerkennung und fühlte mich geliebt. Fühlte ich mich schwach, passte dies nicht in meine Vorstellung von mir selbst, und ich schämte mich dafür. Ich hatte großes Mitgefühl für andere, aber sehr wenig für mich selbst.

Mein konditioniertes Kind hielt unbewusst das Credo meines Vaters für die Wahrheit, und beim Heranwachsen projizierte ich diese auf die Welt im Allgemeinen. Dass sich das in höchstem Maße gegen mein inneres Kind, also gegen meinen Wesenskern richtete, war mir damals nicht bewusst. Was ich fühlen konnte, waren große Anspannung, Erschöpfung und die Angst, den Kampf womöglich irgendwann zu verlieren. Essen half mir für einen Augenblick über diese Gefühlsspannungen hinweg.

Haben wir ein emotionales Essproblem, dominiert das konditionierte Kind unseren Alltag. Obwohl jeder Mensch im Laufe seiner Lebensgeschichte individuelle Glaubenssätze formuliert hat, ist es auffällig, dass die meisten emotionalen Esser von Glaubenssätzen geleitet sind, die sie auffordern, es anderen recht zu machen und sich selbst dafür zurückzustellen. Sie versuchen eher für andere als für sich selbst dazusein. So haben sie es als Kind in ihrem Umfeld gelernt und so verlangt es nun das konditionierte Kind auch vom Erwachsenen. Folgen sie dem nicht, fühlen sie sich egoistisch und schuldig.

Es kommt aber auch vor, dass essgestörte Menschen von ihrem konditionierten Kind so viel Druck erfahren, dass sie infolgedessen in den Widerstand gehen. Dieses rebellische und trotzige Kind passt sich dem Umfeld nicht an. Die unbewussten Vorstellungen und Überzeugungen, die in so einem Fall entstehen, sind Reaktionen auf das Umfeld, in dem dieses Kind gelebt hat.

Ein Beispiel:
Thomas ist Ende dreißig, übergewichtig und sehr verzweifelt darüber, dass er, wie er es nennt, sein Leben nicht im Griff hat. Er hat finanzielle Probleme und kann sich nur schlecht organisieren und strukturieren. In seiner Familie wurde viel Leistung gefordert. Sein Bruder ist ein erfolgreicher Geschäftsmann und entsprach schon als Kind den Vorstellungen seines Vaters. Thomas hingegen versuchte in seiner Kindheit, die Bedingungen seines Vaters zu erfüllen, vermochte ihnen jedoch nicht zu entsprechen. Er versuchte sich anzupassen und bekam dafür zwar von seiner Mutter Anerkennung und Liebe, von seinem Vater jedoch nicht. Seine Schulnoten waren schlecht, und sein Vater gab ihm zu verstehen, dass er ihn für einen Versager hielt.

Thomas' konditioniertes Kind übernahm diese Überzeugung seines Vaters und so entstanden in ihm stark selbstabwertende Glaubenssätze. Er fand eine Möglichkeit, mit der erbarmungslosen Abwertung seiner inneren Kritiker umzugehen, indem er im Alter von 13 Jahren begann, seinen Vater abzuwerten. Thomas ging in den Widerstand zu ihm. Er versuchte unbewusst, seiner inneren Hilflosigkeit etwas entgegenzusetzen, indem er sich dem Wertesystem seines Vaters verweigerte. Da er diesem nicht entsprechen konnte, blieb ihm dessen Liebe und Anerkennung ohnehin verwehrt. Er fing an in der Schule zu rebellieren, und galt im Teenageralter als frech und faul. Da er mit seinem Vater sehr viele Streitereien hatte, zog er schon früh von zu Hause aus.

Thomas möchte unbewusst nicht in einer Welt leben, die der Welt seines Vaters ähnlich ist. Da er Leistung und Erfolg mit seinem Vater verbindet, verweigert er sich diesen Zielen und blockiert sich dabei selbst. Sein konditioniertes Kind macht ihm innerlich viel Druck. Es wiederholt die Botschaft seines Vaters, dass er ein Versager sei und es nie zu etwas bringen werde. Thomas reagiert darauf mit Trotz: „Von Dir lass ich mir gar nichts sagen!" Das bedeutet: „Es ist doch egal, was ich mache, es reicht ja sowieso nie. Also warum sollte ich mich anstrengen?" Thomas isst gegen die enorme Spannung, die aus diesen beiden Polen entsteht, an.

Es ist mir wichtig, nicht den Eindruck zu erwecken, das konditionierte Kind sei in irgendeiner Form schlecht. Es hat uns in unserer Kindheit und Jugend geholfen, in unserem Umfeld zurechtzukommen und vielfach auch dazu beigetragen, dass wir emotional überleben konnten. Es hat uns einen guten Dienst erwiesen. Außerdem kann das konditionierte Kind manchmal über Eigenschaften verfügen, die im Erwachsenenleben gut und wichtig sind.

Entscheidend ist jedoch, dass wir lernen, zu erfühlen und zu erkennen, wann wir die Welt durch die „Glaubenssatzbrille" des konditionierten Kindes sehen. Schritt für Schritt lösen wir die einschränkenden Glaubenssätze in uns auf. Sind wir uns über diese Leitsätze nicht im Klaren, folgen wir ihnen, ohne uns dessen bewusst zu sein. Wir empfinden dann bestimmte Situationen als alternativlos.

Ich weiß aus eigener Erfahrung, wie überzeugt man davon sein kann, angesichts bestimmter Umstände scheinbar keine Wahl zu haben. Das ist ein furchtbarer Zustand inneren Drucks, und ich möchte keinesfalls behaupten, dass es nur einer anderen Sichtweise bedarf und im Handumdrehen ist alles gut. Auch hier gilt, dass Wissen allein nicht reicht. Das Gefühl, keine Wahl zu haben, stammt aus einer Zeit, da es sich tatsächlich so verhielt: Als Kind hatten wir keine. Heute ist das glücklicherweise anders.

Das verlassene innere Kind[9]

Hinter jedem konditionierten Kind steht ein verlassenes inneres Kind. Als sich das konditionierte Kind in uns entwickelt hat, mussten wir unbewusst unseren Wesenskern verlassen. Damit wir als Kind in unserem Umfeld leben konnten, passten wir uns ihm an und stellten unsere Bedürfnisse zurück. Dadurch entstand ein Gefühl des Alleinseins in uns, oder symbolisch gesprochen, ein verlassenes inneres Kind. Dieses verlassene innere Kind hat durch die Erfahrung, dass es in seinem Umfeld nicht so sein darf, wie es ist, das Vertrauen in sich und auch in die Welt verloren. Es fühlt sich allein, empfindet Scham oder Schuld und trägt viel Schmerz in sich. Es fühlt sich einsam, verunsichert, verängstigt, unverstanden und leidet darunter, dem konditionierten Kind entsprechen zu müssen. Kommen noch Misshandlungs- und Missbrauchserfahrungen hinzu, wie bei einigen emotionalen

Esserinnen, verstärken sich diese Gefühle um ein Vielfaches.

Mit dem verlassenen inneren Kind verhält es sich wie mit einem realen Kind: Wenn es sich einsam und verängstigt fühlt und Vertrauen verloren hat, braucht es liebevolle Aufmerksamkeit, damit diese Wunden heilen können. Selbst ein traumatisiertes Kind kann durch liebevolle Zuwendung wieder zu einer lebensfrohen selbstbewussten Person werden. Vor vielen Jahren las ich zu diesem Thema das Buch „Sheila“ von Torey L. Hayden. In diesem Buch werden der authentische Fall des schwer traumatisierten Kindes Sheila und dessen Heilung durch die liebevolle Zuwendung der Autorin geschildert. Die Beschreibung der Wandlung Sheilas vom traumatisierten Kind zum lebensbejahenden jungen Mädchen ist deshalb so bewegend, weil sie als Extremfall galt und von vielen bereits aufgegeben worden war.

Wenn wir beginnen, uns um unser verlassenes inneres Kind zu kümmern, kann es heilen und zu unserer starken ursprünglichen Kraftquelle werden. Es blockiert uns dann nicht länger, sondern schenkt uns Lebensfreude.

Wenn mein konditioniertes Kind mich früher zu Leistung antrieb, stieg die Anspannung in mir, weil ich gleichzeitig Angst hatte, den Anforderungen nicht zu genügen. Das konditionierte Kind verlangte von mir zu kämpfen, während das verlassene innere Kind wegen seiner Versagensängste sehr in Aufruhr war. Mein verlassenes inneres Kind hatte kein Vertrauen in mich oder in das Leben als solches. Leben war ja nach meiner damaligen Auffassung Kampf. Das verursachte in mir eine ungeheure Spannung.

Da wir uns stark mit dem konditionierten Kind identifizieren, spüren viele das verlassene Kind in sich nur indirekt. Auch mir war damals nicht bewusst, dass ich ein verlassenes inneres Kind hatte, das Hilfe brauchte. Angst passte nicht in mein Wertesystem. Ich fühlte sie zwar, fand das jedoch furchtbar und war davon genervt. Auf dem schnellsten Weg wollte ich sie loswerden! Die Information, die ich meinem verlassenen inneren Kind übermittelte, lautete: „Ich will Dich nicht. Du bist nicht willkommen. Geh weg!“ Damit wiederholte ich die Erfahrung, die mir mein Umfeld in der Kindheit vermittelt hatte. Nur dass diesmal nicht mein Vater oder meine Mutter das Kind ablehnte, sondern ich selbst.

Verlassene innere Kinder lösen sich aber nicht dadurch auf, dass wir ihnen deutlich machen, sie seien unwillkommen. Auch wenn wir sehr viel essen, um sie nicht zu spüren, oder anderweitig versuchen, ihren Schmerz nicht wahrzunehmen, weichen sie nicht. Sie gehören zu uns. Wenn wir wollen, dass die negativen Gefühle aufhören, müssen wir uns um sie kümmern.

Wenn manchen Menschen ihr verlassenes inneres Kind auch nicht bewusst ist, so deutet der Drang zu essen doch unmissverständlich auf dessen Existenz hin. Unser Essdrang dient uns als direkter und unbestechlicher Wegweiser zu ihm. Auch wenn unser konditioniertes Kind meint, alles sei gut und in Ordnung, stößt uns der Drang zu essen darauf, dass dem nicht so ist. Er signalisiert uns, dass das verlassene innere Kind in uns unsere Aufmerksamkeit braucht, damit es ihm und damit auch uns wieder besser gehen kann.

Niemand ist uns so nah wie wir selbst. Niemand spürt so gut wie wir, was unser inneres Kind – also unser Wesenskern – braucht, damit es sein Potenzial entfalten kann.

Kein Vater und keine Mutter auf dieser Erde können zu hundert Prozent wissen oder fühlen, was für uns gut und richtig ist. Das können allein wir selbst. Auch wenn wir Eltern hatten, die sehr bemüht waren, es uns gut gehen zu lassen, kann niemand verhindern, dass ein konditioniertes und demnach auch ein verlassenes Kind in uns entstanden sind.

Wenn unser verlassenes inneres Kind das Vertrauen in sich und in die Welt verloren hat, sind wir die Einzigen, die es ihm ganz und gar zurückgeben können. Jeder andere Mensch, und wenn er uns noch so liebt – Partner oder Freundin – kann diesem Kind nicht garantieren, dass er oder sie es nicht doch irgendwann verlassen wird, und sei es dadurch, dass ein Schicksalsschlag uns diesen geliebten Menschen nimmt. Damit das Vertrauen nachreifen und die Heilung des verlassenen Kindes geschehen kann, braucht es Sicherheit in dem Gefühl, dass es nicht mehr allein sein wird, was immer auch geschieht. Diese Stabilität können nur wir selbst ihm geben. Da wir von unserem konditionierten Kind geprägt sind, wird uns das nicht immer gelingen. Entscheidend ist, dass wir die Absicht haben, es zu tun und nach bestem Wissen und Gewissen danach handeln. Es geht nicht darum, perfekt zu sein – das wäre wieder ein Anspruch des konditionierten Kindes, sondern darum, ein echtes Interesse für dieses verlassene Kind zu entwickeln.

Manchmal kommen Menschen in meine Praxis, die anfänglich eine so starke Selbstablehnung haben, dass es für sie ausgesprochen schwierig ist, sich selbst und damit auch dem verlassenen Kind mit Interesse zu begegnen. Diese Menschen haben gute Gründe, weshalb sie eine Art „Abwehrarmee" gegen sich selbst aufgebaut haben. Mit ihrem negativen Selbstbild sind sie nicht geboren. Diese innere Armee wurde irgendwann in ihrem Leben nötig, um emotional zu überleben.

Es nützt nichts, sich auf einer oberflächlichen Ebene etwas vorzumachen und zu sagen: „Okay, ich versuche mal, meinem verlassenen Kind freundlich zu begegnen", wenn eigentlich eine Ablehnung gegen dieses Kind vorherrscht. Das wird nicht gelingen. Wir müssen ehrlich mit uns selbst sein. Uns hilft kein Wegrennen und auch keine konstruierten positiven Affirmationen, die wir nur wie ein weiteres Pflaster auf unsere Wunde kleben, die so dringend Luft braucht. Wenn Sie eine starke innere Ablehnung gegen sich selbst spüren, ist das der Punkt, von dem aus Sie starten.

In so einem Fall ist es wichtig, zunächst mit der Ablehnung zu arbeiten. Meine Klientin Svenja spürte anfänglich einen derart starken Hass auf ihr verlassenes inneres Kind, dass sie nur einen einzigen Impuls und Wunsch hatte: dieses Kind zu treten, zu schlagen und gegen die Wand zu hauen. Sie wollte es am liebsten töten. Das war ihr Ausgangspunkt.

Es liegt mir sehr am Herzen, zu betonen, dass mit Svenja nichts verkehrt war. Ihr Weg zur Heilung begann mit Selbsthass. Jeder Mensch muss dort beginnen, wo er gerade steht. Es ging nicht darum, Svenja zu sagen, wie sie sich ihrem verlassenen Kind gegenüber verhalten soll, sondern sie in ihrem Prozess zu unterstützen. Erst nachdem Svenja mit den starken Gefühlsspannungen, die in ihr herrschten, gearbeitet hatte, konnte sie den nächsten Schritt auf ihrem Heilungsweg gehen.

Wenn uns ein Mensch Liebe und Zuneigung schenkt und uns liebevoll behandelt, ist das nicht nur ein schönes Gefühl, sondern es kann auch sehr wichtig sein, diese Erfahrung zu machen. Gerade wenn Menschen aus ihrer eigenen Lebensgeschichte einen respektvollen Umgang nicht gewohnt sind, ist dieses Erlebnis bedeutsam.

Damit das verlassene Kind heilen kann, ist es jedoch wichtig, dass wir es nicht dauerhaft zu jemand anderem geben. Reichen wir es beispielsweise an unseren Partner weiter, sind wir davon abhängig, dass er/sie sich kümmert. Das allein verursacht wiederum Spannungen in uns. Die unbewusste Botschaft, die wir in dem Fall an unser verlassenes Kind richten, lautet: „Du bist mir zu viel!" Damit bestätigen wir dem Kind, dass es nicht in Ordnung ist. Wir wiederholen unsere Geschichte und haben demzufolge weiter emotionalen Essdruck.

Bei der *Sehnsucht und Hunger*-Arbeit mit dem inneren Kind geht es unter anderem darum, unserer tatsächlich erlebten Kindheit eine Art „neue Kindheit" gegenüberzustellen. Indem wir in uns eine innere Instanz aufbauen, welche die Rolle der liebevollen Mutter oder des liebevollen Vaters übernimmt, können wir unserem inneren Kind heute das geben, was es in unserer Kindheit gebraucht hätte.

Was früher nicht geschehen ist, können wir heute nachholen. Indem wir im Hier und Jetzt über unseren Drang zu essen auf das verlassene innere Kind aufmerksam werden, können wir ihm nach und nach helfen, wieder Vertrauen in sich und in das Leben herzustellen. Wir können unsere Gefühlsspannungen abbauen und lernen, unsere Bedürfnisse zu erfüllen. So wachsen zunehmend mehr Lebensfreude, Leichtigkeit und Lebendigkeit in uns und wir können ein Gefühl des Erfülltseins spüren.

Der Aufbau des liebevollen Elternteils in uns ist eine Herausforderung und bedarf der Übung. In der Regel hatten wir in unserer Biografie kein Vorbild dafür. Das ist kein Grund zur Beunruhigung, es ist nur wichtig, dies zu wissen, damit wir nicht resignieren, wenn wir diese Instanz in uns nicht sofort finden.

Wenn wir uns bei einem emotionalen Essimpuls erlauben, in uns hineinzuhorchen, können wir spüren, wo wir beispielsweise in einer Alltagssituation unser inneres Kind verlassen haben. Sind wir durch unser konditioniertes Kind von Glaubenssätzen geleitet wie „Du musst nett sein!“, sagen wir beispielsweise zu jemandem Ja, obwohl wir innerlich eigentlich Nein meinen. Wir haben die Möglichkeit, wach zu werden und unserem verlassenen Kind als liebevoller Elternteil zu geben, was es braucht, um zu heilen und um uns Kraft und Lebensfreude zu schenken. Wenn wir das tun, brauchen wir kein kompensatorisches Essen mehr.

Es gibt einen wunderbaren Satz von Milton Erickson, der in meinem Leben eine bedeutende Rolle gespielt hat. Er lautet: „Es ist nie zu spät für eine glückliche Kindheit!“ Ich kann diesem Satz nicht nur zu hundert Prozent beipflichten, sondern habe ihn immer wieder bestätigt gefunden – auf meinem eigenen Heilungsweg und auf dem meiner Klienten.

18

Die inneren Wächter

Als ich begann, mich und mein Essverhalten näher zu erforschen, wurde mir schnell klar, dass ich immer dann aß, wenn ich mich unwohl fühlte. Ich verstand jedoch lange Zeit nicht, weshalb ich dies ebenfalls tat, wenn es mir vermeintlich gut ging, zum Beispiel nach einem angenehmen Treffen mit Freundinnen. Als ich wieder einmal einen sehr schönen Abend mit meiner engen Freundin Tanja verbracht hatte und mich danach trotzdem ohne Hunger vor dem Kühlschrank wiederfand, ging ich dem intensiver nach. Dabei kam ich in Kontakt mit einer Traurigkeit in mir. Ich entdeckte ein verlassenes inneres Kind und war überrascht. Wenn ich in dieses verlassene Kind hineinspürte, fühlte ich eine große Isolation.

Ich rief Tanja an und erzählte ihr, was ich herausgefunden hatte und dass ich einiges noch nicht verstand. Sie sagte, ihr sei aufgefallen, dass ich von Dingen, die mich bewegten, bei unseren Treffen zwar erzählte, jedoch stets aus der Vergangenheitsperspektive. Ich berichte ihr zwar, dass es mir beispielsweise nicht gut gehe, lasse sie an dem unmittelbaren Gefühl der Traurigkeit jedoch nicht teilhaben. Zwar sei ich sehr für sie da und ermuntere sie, ihre Gefühle unmittelbar zu äußern, öffne mich ihr gegenüber jedoch nicht in gleichem Maße. Tanja und ich kannten uns schon viele Jahre, und sie zählte zu den Personen, die mir am nächsten standen. Ich wusste also, dass ich ihr wirklich vertrauen konnte. Sie hatte mich nie verraten.

Nach dem Telefongespräch spürte ich dem nach, was sie gesagt hatte. Dann stellte ich mir vor, was wohl geschehen würde, wenn ich Tanja direkt an meinen Gefühlen teilhaben ließe, sprich wenn ich meine Traurigkeit in ihrem Beisein direkt zeigen würde. Sofort meldete sich das deutliche Gefühl in mir, dass das auf keinen Fall ginge. Ich kam in Kontakt mit einem verlassenen inneren Kind, das sehr viel Angst davor hatte, anderen seine Gefühle zu zeigen. Es traute niemandem. Als ich damit innerlich arbeitete und mein eigenes Verhalten genauer betrachtete, entdeckte ich Glaubenssätze wie: „Du darfst Dich nicht schwach zeigen, sonst wirst Du verletzt!", „Letztendlich bist Du doch allein!", „Du kannst Dich nur auf Dich selbst verlassen!" und dergleichen. Diese Glaubenssätze, die aus meiner Kindheit stammten, führten dazu, dass ich zwar sehr gut für andere da sein konnte, jedoch nicht zuließ, dass jemand für mich da war. Dadurch fühlte ich mich auf einer tieferen Ebene sehr traurig und einsam. Da ich seit meiner Kindheit nach diesen Glaubenssätzen meines konditionierten Kindes lebte, hatte ich die Traurigkeit meines verlassenen inneren Kindes dahinter einfach nicht wahrgenommen.

Etwas in mir blieb während der Treffen mit Tanja einsam. Ich tauschte mich mit ihr aus, aber ich begegnete ihr nicht wirklich. Wir konnten ein tolles Treffen haben, wir konnten reden und lachen und ich konnte mich gut für sie und ihre emotionalen Bedürfnisse öffnen, aber tief im Inneren blieb ich allein. Mein emotionaler Essdrang nach unseren Treffen war der Indikator dafür, dass es ein verlassenes Kind in mir gab. Es zeigte mir, dass mein inneres Wahrnehmungsnetz zu grobmaschig war. Meine Traurigkeit, mein Einsamkeitsgefühl fielen einfach durch die Maschen hindurch, weil ich die Welt nur durch meine Glaubenssatzbrille sah. Ich dachte nach einem Treffen mit meiner Freundin, dass es mir gut ging. Aber mein emotionaler Essensdrang zeigte mir deutlich, dass etwas in mir während des Treffens seelisch hungrig geblieben war.

Wenn das verlassene Kind in uns noch über keine innere Lobby verfügt, brauchen wir das Essen, um dessen Gefühlsspannungen abzudämpfen. Wenn wir uns noch nicht um dieses Kind kümmern können, übernimmt das Essen, wie im Kapitel „Essen war Liebe" beschrieben, diese Funktion. Aus der Position des konditionierten Kindes können wir uns nicht um das verletzte Kind in uns kümmern. Das konditionierte und das verlassene Kind schließen sich aus. Sie sind wie die Seiten ein und derselben Medaille. Das eine wird durch das andere bedingt und bestimmt. Wir brauchen, wie im vorherigen Kapitel beschrieben, eine neue Instanz in uns (die liebevolle Mutter oder den liebevollen Vater), damit wir uns um das verlassene Kind in uns kümmern können. Ohne diese Instanz fühlen wir uns sonst von diesem genervt, überfordert oder es macht uns zu viel Angst.

Wenn wir weiterhin in der bildlichen Sprache bleiben, die mir sehr geholfen hat, die Zusammenhänge klarer zu sehen, kann man sagen:

Solange wir nicht diese Instanz in uns aufbauen, übernimmt das Essen als eine Art Wächter[10] eine Schutzfunktion nach außen. Wenn sich niemand kümmert, übernimmt das Essen diese Rolle.

Vom emotionalen Essen loszukommen bedeutet, dass wir dem inneren Wächter immer nachdrücklicher klarmachen, dass nun wir uns um das verlassene Kind kümmern. Wir können ihm danken, dass er so gut auf dieses Kind aufgepasst hat, und ihn dann in den wohlverdienten Ruhestand schicken.

Unser Unterbewusstsein kennt keine Zeit. Wenn wir dem Wächter Essen weiterhin die Aufgabe überlassen, sich um das verlassene Kind zu kümmern, halten wir die emotionale Notsituation von damals aufrecht.

Es ist enorm wichtig, sich zu verdeutlichen, dass die Aufgabe sowohl der Wächter wie auch der Kritiker darin besteht, den jetzigen Status quo zu halten. Ihr beider „Auftrag" lautet, uns von unserem Wesenskern, von unserer Kraft fernzuhalten. Der einzige Unterschied zwischen Wächtern und Kritikern besteht darin, dass sich Kritiker durch negative Sätze ausdrücken und Wächter durch positive. Typische Sätze von Wächtern können beispielsweise sein: „Die Schokolade hast Du Dir jetzt verdient!" Du kannst doch morgen damit anfangen, Dich um Dein Essproblem zu kümmern", „Ich habe jetzt keine Lust, mich mit meinem Essproblem zu beschäftigen", „Ich habe jetzt keine Zeit dafür!" usw.

Wächter versuchen zu verhindern, dass wir in Kontakt mit unserem verlassenen inneren Kind kommen. Als Kind und Jugendliche war das sinnvoll. Heute als Erwachsene hat diese emotionale Überlebensstrategie ihren Sinn verloren und hindert uns, unsere Kraft auszuschöpfen und uns voll zu entfalten.

Erst wenn wir uns anders verhalten, als es in der Vergangenheit möglich war, machen wir unserem Unterbewusstsein deutlich, dass die emotionale Not vorbei ist. Wenn wir lernen, uns selbst zu helfen, hören wir auf, unsere Vergangenheit zu wiederholen. An diesem Punkt beginnen wir eine neue Zukunft.

Sich um dieses verlassene innere Kind zu kümmern erfordert Mut, denn wir haben anfangs noch keine Erfahrung damit und können demzufolge nicht auf Vertrautes zurückgreifen.
Aber wenn wir Schritt für Schritt weitergehen, erfahren wir, dass der emotionale Krieg, den einige Esser in der Vergangenheit erlebt haben, jetzt vorbei ist. Vielleicht riecht es noch nach Schießpulver, aber es wird keine Bombe mehr fallen. Der Krieg ist vorbei!

19

Ernährung und Sport oder: Wir selbst wissen es besser

„Alle halten die Gesellschaft für klüger als die Seele und wissen nicht, dass eine Seele – ihre Seele – weiser ist als die Welt."

Ralph Waldo Emerson

Bei der Heilung von emotionalem Essen geht es darum, das Vertrauen in uns selbst wieder zurückzugewinnen. Ein Essproblem kann nur dann fortbestehen, wenn wir dieses Vertrauen entweder nicht ausreichend aufbauen konnten oder es uns im Laufe unserer Lebensgeschichte genommen wurde.

Ohne dieses Vertrauen sind wir darauf angewiesen, anderen Menschen mehr zu glauben als uns selbst. Wir lassen uns von Studien oder Beratern sagen, was wir essen und wie viel wir uns bewegen sollten, statt zu spüren, was uns eigentlich entspricht.

Die Vorstellung, dass ein übergewichtiger Mensch die Verantwortung für seine Ernährung selbst übernehmen und dabei sogar noch an Gewicht verlieren kann, klingt für die meisten Menschen absurd. Ausgerechnet im Ernährungsbereich, in dem wir über Jahre die Erfahrung der Kontrolllosigkeit gemacht haben, sollen wir selbst zur Expertin oder zum Experten werden?

Ja, denn genau darum geht es. Nur wir selbst können fühlen, was für uns gut ist. Stehen Barrieren im Weg, liegt es bei uns, diese zu entdecken und abzubauen. Mithilfe des Essproblems die tiefer liegenden Gründe aufzuspüren und im Bereich der Nahrungsaufnahme selbstbestimmt zu werden, lässt unser Vertrauen in uns selbst wachsen und befreit uns. Das bedeutet Heilung.

Gerade beim Thema Essverhalten, wo wir bisher einen „blinden Fleck“ hatten, entwickeln wir im Verlauf von dessen Erforschung Fähigkeiten, die uns in der Tat zum Experten machen. Niemand kennt uns besser als wir selbst. Dieser Weg ist ein Prozess und bedarf der Übung. Aber es lohnt sich in höchstem Maße, ihn zu beschreiten.

Als ich für mich beschloss, selbstbestimmt zu wählen, was ich essen wollte, hatte ich große Befürchtungen, dass ich ohne kontrollierte Zurückhaltung in kürzester Zeit 150 Kilo wiegen könnte. Ich weiß von Menschen, mit denen ich arbeite, dass es ihnen anfangs ähnlich geht. Wir sind es nicht gewohnt, in uns hineinzuhorchen, wenn wir hungrig sind, und zu spüren, was unser Körper in dem Moment an Nahrung braucht. In unserer Gesellschaft ist es nicht üblich, unserem Körper eine kooperative Rolle zuzugestehen.

Meine Klientin Vera sagte dazu: „Ich habe mich jahrzehntelang beim Essen kontrolliert und mir bestimmte Nahrungsmittel verboten. Die Vorstellung, selbstbestimmt zu wählen, was ich essen möchte, machte mir anfangs viel Angst. Ich konnte mir zu Beginn der Therapie einfach nicht vorstellen, dass ich meinem Körper und damit mir selbst jemals vertrauen könnte, was Ernährung betrifft."

Dass dieses Vertrauen bei emotionalen Esserinnen nicht vorhanden ist, ist ein großer Teil des Problems. Das wird nicht dadurch gelöst, dass wir jetzt einfach wahllos alles in uns hinein(fr)essen. Es geht vielmehr darum, das Essproblem auf allen Ebenen anzugehen, auf denen es entstanden ist. Wenn wir mehr essen, als wir körperlich brauchen, haben wir irgendwann in unserem Leben unbewusst eine Kopplung zwischen Emotionen und Essen vollzogen. Das Abdämpfen von Gefühlen mittels Nahrung hat unseren angeborenen Instinkt für deren Auswahl und bei sehr vielen auch das natürliche Gefühl der Sättigung außer Kraft gesetzt. Wollen wir eine dauerhafte Lösung, müssen wir auch diesen Bereich mit einbeziehen.

Menschen besitzen das Gefühl für die Nahrungsauswahl zu Beginn ihres Lebens. Es ist angeboren. Die Kinderärztin Clara Davis führte in den Zwanziger- und Dreißigerjahren wissenschaftliche Experimente dazu durch. Sie konnte in diesen eindrucksvollen Versuchen beweisen, dass kleine Kinder selbstbestimmt die richtige Wahl für ihre optimale Nahrung treffen. Bei diesen Experimenten konnten Kinder über einen Zeitraum von bis zu sechs Jahren ihre Nahrungsmittel frei wählen. Sie zeigten auf die Speisen, die sie essen wollten, und dementsprechend wurde ihnen das Essen gereicht. Die Ergebnisse waren so spektakulär, dass sie auch heute noch immer wieder veröffentlicht werden und auf dem Gebiet der Ernährungsforschung als Klassiker gelten.

Regelmäßige Untersuchungen der Kinder ergaben, dass sie sich instinktiv gesund ernährten. Sie aßen phasenweise bestimmte Nahrungsmittel häufiger als andere und wussten intuitiv, was sie beispielsweise bei bestimmten Krankheiten brauchten. So griff ein Junge mit Rachitis zu Lebertran, und zwar genau so lange, bis die Krankheit überstanden war. Er tat das ohne Einfluss von außen. Ein anderes Kind griff bevorzugt zu sauren Speisen. Man stellte fest, dass es eine geringere Menge Magensäure produzierte. Es glich dies durch die entsprechende Nahrungswahl völlig unbewusst und automatisch wieder aus.

Wir haben diesen Ernährungsinstinkt in uns. So ist er für viele Frauen während der Schwangerschaft deutlich zu spüren, wenn sie beispielsweise einen starken Appetit auf Rollmops oder saure Gurken haben. Ein anderes Beispiel: Sind wir krank, verlangt unser Körper oftmals ein bestimmtes Lebensmittel oder sogar einen Nahrungsverzicht.

Vielleicht werden manche Ernährungsberater an dieser Stelle einwenden, dass die Nahrung bei dem oben genannten Experiment von Clara Davis unbehandelt war. Ja, das stimmt, aber nur weil heute Geschmacksverstärker in den Nahrungsmitteln sind, haben wir kein Gewichtsproblem bekommen und unseren Instinkt verloren. Ich kenne viele Menschen, die sich von Bioprodukten ernähren und dennoch Gewichtsprobleme haben.

Selbst der Zucker, den heute vor allem viele industriell erzeugte Produkte enthalten, ist nicht die Ursache für eine übermäßige Gewichtszunahme.

Als ich übergewichtig war, las ich in einer Zeitschrift, dass der Pilz Candida albicans im Körper einen vermehrten Drang nach zuckerhaltigen Lebensmitteln erzeuge. Ich dachte damals, das sei vielleicht der Grund für mein starkes Verlangen danach. Deshalb ging ich zum Arzt, der tatsächlich feststellte, dass dieser Pilz bei mir übermäßig stark vorhanden war. Er verordnete mir eine Diät, bei der ich eine Zeit lang unter anderem keinen Zucker essen durfte.

Nach wochenlanger Diät empfand ich zuckerhaltige Nahrungsmittel als extrem süß. Mir reichte schon sehr wenig Zucker. Doch schon nach kurzer Zeit spürte ich erneut meinen Appetit auf Süßigkeiten und es dauerte nicht lange, da war ich wieder bei meinem ursprünglichen Essverhalten angekommen. Wir sind mehr als nur unser Körper und mehr als nur unser Verstand. Vor allem sind wir keine Roboter, die man von außen lenken muss.

Wenn stark übergewichtige Menschen nach und nach lernen, selbstbestimmt ihre Nahrung zu wählen und dabei abnehmen, wächst in ihnen ein enormes Vertrauen zu sich selbst. Einerseits mit den Gefühlsspannungen zu arbeiten und andererseits beim Essen seinen Körper konkret mit einzubeziehen, nimmt den Druck von uns.

Das ist auch der Grund, weshalb ich die hin und wieder eintreffenden Anfragen von Ernährungsberatern nach einer Zusammenarbeit ablehne. Wir können nicht zu unserem inneren Kind sagen: „Ich möchte Dich kennenlernen und lernen, Dir zu vertrauen, aber heute Abend bekommst Du nur die vorgeschriebene Ration Hühnchen. Egal ob Du sagst, Du brauchst etwas ganz anderes!" So kann kein Vertrauen entstehen.

Ähnlich verhält es sich mit Sport. Menschen haben ein angeborenes Bedürfnis, sich zu bewegen. Das gilt auch für Übergewichtige. Andere wiederum sind oft so stark mit dem Befehl „Du musst Dich bewegen!" konfrontiert, dass sie einen Gegendruck dazu aufbauen und sich nicht mehr bewegen wollen. Sie empfinden keine Freude mehr daran.

Meine Erfahrung in der Arbeit mit übergewichtigen Menschen ist, dass auch hier gilt: Es ist wichtig, dass wir uns innerlich dort abholen, wo wir sind und nicht dort, wo andere meinen, dass wir sein müssten. In unserem Körper ist alles in Bewegung. Nirgends herrscht Stillstand. Wenn wir durch innere Wahrnehmungsübungen den Kontakt zu unserem Körper verstärkt aufbauen, spüren wir, dass es in ihm Bewegungsimpulse gibt. Bei einigen Menschen äußern sich diese zunächst vielleicht nur dadurch, dass ihre Arme sich bewegen möchten. Wenn dem so ist, sollten sie dem Impuls unbedingt nachgeben.

Wenn wir mit dem gehen, was in uns ist, werden diese Bewegungsimpulse im Laufe der Zeit größer. Ich erlebe immer wieder, wie Menschen, die sich vorher überhaupt nicht bewegt haben, allmählich Freude an der Bewegung ihres Körpers entwickeln. In ihrem Tempo, auf ihre eigenc Art und Weise. Nach und nach holen sie sich ihre natürlichen Körperimpulse zurück.

Wir brauchen keinen Antreiber, wir brauchen einen liebevollen Umgang mit uns und ein liebevolles Interesse an uns selbst.

20

Die inneren Wunden

„Unsere Wünsche sind die Vorboten der Fähigkeiten, die in uns liegen.“
Johann Wolfgang von Goethe

Manche Menschen sind von Geschehnissen aus ihrer Vergangenheit sehr verletzt und warten darauf, dass sich jemand bei ihnen entschuldigt. So anständig es ist und so normal es eigentlich sein sollte, eine Entschuldigung für erlittenes Unrecht zu bekommen, so unmöglich ist es, eine innere Wunde allein dadurch zu heilen.

Ich habe nur sehr wenige Menschen kennen gelernt, die das Glück hatten, eine ernst gemeinte Entschuldigung zu erhalten. Dadurch waren sie in der Position, frei entscheiden zu können, ob sie mit der Person, die ihnen Leid zugefügt hatte, weiterhin Kontakt haben wollten oder nicht. Die meisten warten darauf vergebens und empfinden sich durch ihre Biografie vom Leben benachteiligt und im Stich gelassen. Für Gruppenteilnehmer Michael fühlt es sich an, als habe man ihm als Kind etwas genommen, was nun für immer verloren sei. Aus diesem Gefühl heraus spüre er oft diese Härte und Bitterkeit in sich.

In ihrem wunderbaren Buch „Trotz allem“ bezeichnen Ellen Bass und Laura Davis die Opfer von sexuellem Missbrauch als Überlebende. Auch Menschen, die nicht sexuell missbraucht wurden, sondern andere Formen seelischer und physischer Gewalt erfahren haben, bezeichne ich als Überlebende. Bei Menschen mit einem Essensthema sind auf diese Art tiefe Wunden entstanden. Sollten auch Sie zu den „Überlebenden“ gehören, werden Sie vermutlich das Essen bei Gefühlen einsetzen, für die Sie noch keinen Ausdruck und keinen Umgang haben.

Wenn wir das Gefühl haben, uns diesen Wunden nicht allein stellen zu können, kann es für die Heilung sehr wichtig sein, Unterstützung durch einen liebevollen Therapeuten oder eine liebevolle Therapeutin zu erfahren. Alle Wunden brauchen ihre Heilungszeit, aber sie können heilen. In unserem Alltag gibt es viele Situationen, die innere Wunden wieder bluten lassen. Das Leben fasst uns nicht nur mit Samthandschuhen an. Es geht nicht darum, eine Wunde über Jahre mit Salbe einzureiben und in einen Verband einzuwickeln, damit sie der Welt nicht so ausgeliefert sind. Es gilt vielmehr zu schauen, was es grundsätzlich braucht, damit sie heilen können, oder ob es eventuell etwas gibt, was sie an der Heilung hindert.

Wenn wir schrittweise unseren Heilungsweg gehen, kommen wir uns selbst immer näher. Dieser Weg lädt uns dazu ein, Fähigkeiten zu entwickeln, die wir zur Heilung unserer Wunden benötigen. Wenn wir in unserer Lebensgeschichte sehr stark verletzt wurden, kann der Heilungsweg lang sein. Aber er lohnt sich umso mehr. Denn mit jedem Schritt, den wir gehen, bewegen wir uns aus unserer Vergangenheit heraus in eine bessere Zukunft. Manchmal werden wir das Gefühl haben, nicht voranzukommen oder sogar zurückzufallen. Aber, wie es eine meiner Klientinnen ausdrückte: „Ich erkenne langsam immer mehr, dass ich gar nicht zurückgehe, sondern nur Anlauf nehme für den nächsten Schritt!"

Wir glauben oft, unsere Zukunft sei ein für allemal durch unsere Vergangenheit bestimmt, und das lässt viele „Überlebende" verzweifeln. Aber wenn wir im Laufe unseres Heilungsweges immer mehr an unser inneres Kind, an unseren Wesenskern kommen, erfahren wir, dass wir die Fähigkeiten, die wir uns auf diesem Weg aneignen, für unsere Zukunft benötigen.

Joana, eine Bekannte von mir, ist eine Überlebende. Sie wurde als Kind jahrelang sexuell missbraucht und hat dieses traumatische Erlebnis viele Jahre verdrängt. Als es in ihr auftauchte, verlor sie für längere Zeit jede Sicherheit. Sie suchte Hilfe bei einer Therapeutin und war nicht mehr in der Lage zu arbeiten. Viele Jahre war sie in einer tiefen Krise. Ich sah Joana hin und wieder und wir tranken zusammen einen Kaffee. Ein paar Tage vor einem dieser Treffen hatte ich einen Traum, in dem sie in einer Beratungsstelle für sexuell missbrauchte Frauen arbeitete. Als ich Joana das nächste Mal sah, erzählte ich ihr von diesem Traum. Sie sagte, dass sie seit ungefähr einem Jahr sehr stark das Gefühl habe, sie solle mit missbrauchten Frauen arbeiten. Dieser Gedanke habe ihr sehr viel Hoffnung gegeben. Obwohl sie wisse, dass sie für ihren Heilungsweg noch Zeit brauche, spüre sie plötzlich, dass die letzten vier Jahre nicht umsonst gewesen seien. Sie habe das Gefühl, alles, was sie auf ihrem Weg lerne, sinnvoll weitergeben zu können. Als ich merkte, dass sie dabei nicht besonders hoffnungsvoll klang, fragte ich sie nach dem Grund. Sie sagte, dass ihre Therapeutin ihr ganz dringend davon abgeraten habe, diesen Berufsweg einzuschlagen, da sie als Betroffene so einen Beruf niemals gut ausüben könne. Ich war empört über diese Äußerung der Therapeutin und bat Joana, die Verantwortung für ihr Leben unbedingt in ihren eigenen Händen zu lassen.

Wenn sie spüre, dass die Arbeit mit sexuell missbrauchten Frauen ihr Weg sei, möge sie ihn nicht aufgeben. Wer, wenn nicht sie, sei für eine solche Arbeit denn sonst geeignet? Auch wenn sie noch längere Zeit für ihre eigene Genesung brauche: Sobald sie spüre, dass sie in der Gegenwart angekommen und dadurch bereit für eine neue Zukunft ist, solle sie unbedingt dem inneren Prozess folgen, der sich ihr dann zeigt – unabhängig davon, was andere sagen.

Ich begegne in meiner Arbeit als Therapeutin vielen Menschen, die durch ihren Heilungsweg nicht nur innerlich, sondern manchmal auch äußerlich an neue Orte kommen. Wir können aus unserer Biografie herauswachsen. Wenn wir achtsam unseren Weg gehen, ist unsere Gegenwart irgendwann nicht mehr nur von der Vergangenheit durchdrungen.

Irgendwann, wenn unsere Wunden geheilt sind, wird sich unser Blick nicht mehr nur zurück, sondern aus der Gegenwart heraus nach vorn richten können. Die Narbe wird noch eine Zeit lang empfindlich sein und liebevolle Pflege brauchen. Aber irgendwann wird auch sie nicht mehr wehtun. Sie wird als Zeugin unserer Vergangenheit da sein, aber uns nicht daran hindern, unsere Lebendigkeit in vollen Zügen zu genießen.

21

Wir selbst sind der Kompass

„Einer neuen Wahrheit ist nichts schädlicher als ein alter Irrtum."

Johann Wolfgang von Goethe

Am Ende des ersten *Sehnsucht und Hunger*-Seminartages bekommen die Teilnehmenden eine kleine Hausaufgabe. Dafür ist es notwendig, dass sie sich an dem Abend ein oder zwei Lebensmittel kaufen, die sie sich normalerweise im Alltag verbieten. Fast jeder emotional essende Mensch kennt diese „gefährlichen" Nahrungsmittel, die er lieber nicht im Haus hat – die Angst, alles auf einmal zu essen, ist zu groß.

Als ich bei einem Wochenendseminar am Morgen des zweiten Tages die Teilnehmer fragte, wie es ihnen am Abend zuvor ergangen sei, meldete sich eine Frau und erzählte: „Ich habe mir gestern Lakritzstangen gekauft und eine Tüte Chips. Ich habe mir diese Dinge seit Ewigkeiten nicht mehr gegönnt. Zuerst hatte ich ein superschlechtes Gewissen. Ich dachte an meine Ernährungsberaterin, was die wohl sagen würde, und an die Menschen, die in meinen Einkaufswagen schauen und die bestimmt denken: ‚Kein Wunder, dass sie so dick ist!' Ich kaufte sie trotzdem, ging nach Haus und machte die Übung. Dann aß ich ganz bewusst meine Lakritzstangen und fing plötzlich an zu weinen. Mir wurde auf einmal klar, wie sehr ich mich all die Jahre selbst kasteit hatte. Wie viel Verantwortung ich in all den Jahren an alle möglichen

Menschen in Bezug auf meine Ernährung abgegeben hatte. Andere haben mir gesagt, was und wie viel ich essen sollte. Plötzlich wurde mir so bewusst, dass mir mein Leben in dem Bereich gar nicht mehr gehört. Ich habe es an andere abgegeben. Ich saß auf meinem Sofa und weinte, und das war schön."

Sich selbst wieder ins Boot zu holen und das Steuer wieder in die eigenen Hände zu nehmen, ist eine tief greifende Erfahrung. Viele Menschen haben große Angst davor, weil die Befürchtung, dann doch die Kontrolle zu verlieren und zuzunehmen, anfangs sehr groß ist. Manchmal sagen sie dann zu Beginn: „Ich hatte schon Phasen, in denen ich alles gegessen habe, und da habe ich zugenommen!" Ja, aber das sind Phasen, in denen das Pendel von der Reglementierung weg in die andere Richtung, hin zum übermäßigen Essen, ausgeschlagen ist. In dem Fall lassen wir einfach alles laufen und lösen unser Problem nicht. Aus Trotz oder Verbotsmüdigkeit alles zu essen, ist nur die Kehrseite der Reglementierungsmedaille. Wir sind dann weiterhin in dem Spiel „Zügel ganz straff halten oder Zügel komplett loslassen" gefangen und blockieren uns damit selbst.

Worum es wirklich geht, ist Licht in ein Zimmer zu bringen, das bisher dunkel war und von dem viele anfangs nicht einmal wissen, dass es überhaupt existiert. Sucht und Bewusstheit schließen einander aus. Emotionales Essen setzt voraus, dass es unbewusste Bereiche in uns gibt. Manchmal wissen wir von dem Zimmer und haben Angst oder verspüren einen anderen inneren Widerstand, es zu betreten. Was immer es ist: Solange wir dieses Zimmer nicht tatsächlich bewohnen (anstatt nur zu wissen, dass es da ist) und in unser Haus integrieren, bleibt das Essproblem bestehen.

Vertrauen wächst durch Erfahrungen, und um neue Erfahrungen machen zu können, brauchen wir das Gefühl, eine Wahl zu haben. Wenn wir beginnen, uns mithilfe unseres Essdranges zu erforschen, gewinnen wir Bewusstheit. Wir folgen dann nicht länger blind einem Ernährungsplan. Wir beschäftigen uns vielmehr damit, herauszufinden, wer oder was in unserem Inneren gerade versucht, mit uns in Kontakt zu treten – in Form eines Essdrangs. Welches verlassene innere Kind findet durch erdrückende Glaubenssätze zu wenig Raum? Wer ruft da um Hilfe?

Wenn wir uns dessen gewahr werden, gibt es keinen Automatismus mehr. Wir haben dann die Wahl. Wir können uns um dieses Kind kümmern oder nicht. Auch hier möchte ich noch einmal betonen, dass es kein Richtig oder Falsch gibt. Wenn wir uns in dem Moment entscheiden, zu essen, ist das in Ordnung. Wir tun, was wir können, und das ist gut genug. Wenn Sie entscheiden, dass Sie ohne Hunger essen möchten, dann tun Sie dies aber auch ganz bewusst. Genießen Sie, was Sie essen! Viele Menschen, mit denen ich arbeite, essen nach eigener Aussage sehr viel weniger, sobald sie sich erlauben, ganz bewusst emotional zu essen. Plötzlich muss es nicht mehr die ganze Tüte Weingummi sein, sondern es reichen ein paar Stück.

Wenn Sie in einem Moment emotional essen, dann sind Sie kein schlechter Mensch, der sein verlassenes Kind im Stich lässt. Wir können und müssen nicht immer präsent sein. Wenn Sie die Essensfront verlassen möchten, ist es wichtig, dass Sie in Ihrem eigenen Tempo Licht in das verborgene Zimmer bringen und im Laufe der Zeit die verlassenen inneren Kinder aus diesem Zimmer herausholen. Wenn Sie das tun, erwacht etwas in Ihnen zu ganz neuem Leben.

Die verlassenen inneren Kinder können nachreifen und gesunden und Ihnen damit im Laufe der Zeit immer mehr Lebenskraft schenken. Sie machen dann zunehmend die Erfahrung, sich selbst helfen zu können. Das schafft inneres Vertrauen. Ihr Lebensgefühl ändert sich grundlegend, wenn Sie die Verantwortung nicht mehr an andere Menschen abgeben, sondern anfangen, von sich selbst zu lernen.

Ich bin davon überzeugt, dass dies das Ziel jeder therapeutischen Arbeit mit Menschen sein sollte: Hilfestellung zu geben, damit der Klient lernt, sich selbst zu helfen. Nicht nur Dinge zu erkennen, sondern konkretes Handwerkszeug zu bekommen, damit sie ihr Vertrauen in sich selbst und den eigenen Lebensweg zurückgewinnen. Obwohl viele Therapeutinnen die gute Absicht haben, zu helfen, beobachte ich, dass sehr viele das Vertrauen in ihren eigenen Entwicklungsprozess selbst noch nicht erlangt haben und deshalb ihre Klienten dabei nicht gut unterstützen können. Ich kenne sehr gute Therapeuten und hatte selbst vor vielen Jahren das große Glück, bei einer Therapeutin zu sein, die mich in meinem Prozess wirklich wunderbar begleitete. Aber ich kenne auch welche, bei denen das nicht der Fall ist. Sie handeln selbst aus ihrem konditionierten Kind heraus, und das macht die Sache schwierig.

Manchmal empört es mich auch, wenn ich E-Mails von Seminarteilnehmern bekomme, die wunderbare Veränderungen in sich spüren, aber vom eigenen Therapeuten verunsichert werden. Egal, wer vor Ihnen sitzt: Spüren Sie, ob die Äußerungen Sie im Innern berühren und heilen oder ob diese Sie ausbremsen. Niemand kann wissen, was gut für Sie ist, außer Ihnen selbst.

Oft heißt es, dass nur jemand, der wirklich wachsen möchte, das auch kann. Wenn jemand bestimmte Dinge, die für sein Wachstum wichtig sind, nicht tue, sei das Leid eben einfach noch nicht groß genug, um den Schritt zu gehen. Ich habe zunächst auch so gedacht und war der Meinung, jemand müsse sich erst einmal entscheiden, ob er Schmerzvermeidung oder Wachstum wählt. Heute sehe ich das anders. In meine Praxis kommen Menschen, die zum Teil sehr übergewichtig sind und stark darunter leiden. Zu behaupten, diese Leute litten noch nicht genug, da sie ja sonst aufhören würden, übermäßig zu essen, halte ich aus heutiger Sicht für anmaßend.

Wir können nur dann zwischen Schmerzvermeidung und Wachstum wählen, wenn wir in uns tatsächlich spüren, dass wir die Wahl haben. Und genau das fühlen manche Menschen nicht. Der Wille zur Änderung ist da, sonst würden sie nicht in die Therapie kommen, aber wenn sie wieder allein sind, entgleitet ihnen alles.

In den Sitzungen kommt all ihr Leid offenkundig zum Vorschein und sie können ihre durchaus berechtigte Angst um ihre Gesundheit auch spüren. Doch zu Haus fallen sie in ihren alten Modus zurück und essen weiter, als ob die Sitzung nie stattgefunden hätte. Bei diesen Menschen ist häufig sehr viel Angst im Spiel, sich dem oben beschriebenen Zimmer zu nähern. Sie brauchen Zeit, ihrer Angst begegnen zu können.

Erst dadurch, dass wir den Druck wegnehmen und ihn durch ein Interesse an uns selbst ersetzen, kann irgendwann eine Kerze in diesem Zimmer angezündet werden. Wir brauchen das Vertrauen, unsere Wahl treffen zu können und zu dürfen, bevor wir uns entscheiden.

Das setzt Erfahrung voraus. Bei dieser Suche kann uns nichts so gut helfen wie unser Essproblem selbst, fungiert es doch als direkter Wegweiser zu diesem Zimmer. Egal, ob wir täglich noch Unmengen essen, ein Essanfall ist nie umsonst, wenn wir von ihm lernen.

22

Vom Umgang mit Schmerz

Wenn in den Gruppen jemand zu weinen beginnt, gibt es anfangs vor allem zwei Arten der Reaktion. Zum einen ist es der weinenden Person oft sehr unangenehm, dass andere sie weinen sehen. Sie erhält ihrer eigenen Meinung nach zu viel Aufmerksamkeit und zeigt sich von einer vermeintlich schwachen Seite. Zum anderen versuchen die anderen Teilnehmerinnen, die weinende Person schnell zu trösten. Häufig findet beides auch gleichzeitig statt. In unserer Gesellschaft haben wir kein natürliches Verhältnis zum Schmerz.

Einmal beobachtete ich, wie ein etwa vier Jahre alter Junge vom Fahrrad fiel. Es war äußerlich nicht viel geschehen, aber er war verunsichert, hatte Angst und fing deshalb laut an zu weinen. Sein Vater, der vor ihm fuhr, hielt sofort an, lief zu ihm hin und versuchte ihn zu beruhigen. Ich hörte, wie er zu dem Jungen sagte: „Pscht, nicht weinen! Es ist doch alles gut! Du brauchst keine Angst zu haben!" Der Vater war im Umgang mit dem Jungen sehr liebevoll. Er ahnte wohl nicht, dass er ihm in diesem Augenblick die Grundlage seines authentischen Empfindens nahm. Der Junge hatte Angst; wenn der Vater ihm nun sagt, er brauche keine Angst zu haben, weiß der Junge nicht, was er mit seinem Gefühl machen soll. Wenn man ihm versichert, es sei alles gut, er das aber gar nicht so empfindet, entsteht in ihm Verwirrung. Das Weinen ist Ausdruck für seinen Schmerz und für seine Verunsicherung, und es ist wichtig, dass er dafür Raum hat. Wenn wir beobachten, wie Kinder normalerweise mit Schmerz umgehen, werden wir feststellen, dass sie sich ganz einem Gefühl hingeben, es durchleben und dadurch wieder loslassen können.

Sarah, die Tochter meiner Freundin, ist ein sehr lebendiges Kind. Wenn Sarah sich beim Spielen wehtut, kommt sie manchmal weinend angelaufen und will mir ihren Schmerz zeigen. Wenn ich ihr dann beispielsweise sage: „Das tut bestimmt ganz doll weh!“, sagt sie laut: „Ja!“ und weint noch mehr. Sarah ist in dem Moment ganz Schmerz, und ich versuche sie einfach nur zu halten. Wenn sie dann nur ein paar Minuten später wieder herzhaft lacht, ist es so, als habe es den Schmerz nie gegeben.

Wenn wir als Kind aufgefordert wurden, mit dem Weinen aufzuhören, haben wir den natürlichen Bezug dazu verloren. Wir konnten dann die befreiende Erfahrung des Weinens nicht machen. Ein Kind versteht oft nicht, warum ein Erwachsener sagt: „Pscht, nicht weinen!“ Es nimmt die Information auf, dass Papa oder Mama nicht wollen, dass es weint, oder dass sie deshalb sogar traurig werden könnten. In den Augen des Kindes wird das Weinen zu etwas Negativem.

Das Kind ist durch diese selbst vorgenommene Wertung in einer eigentlich natürlichen Emotion gehemmt. Wenn wir zu ihm sagen: „Du brauchst diese Empfindung nicht zu haben“, bevor es sie noch ganz durchlebt hat, gerät es innerlich in Verwirrung und muss sich ein Stück weit von seinem authentischen Empfinden entfernen. Viele Kinder entwickeln daraufhin Scham, ihre Gefühle zu zeigen, und behalten diese als Erwachsene bei.

Wenn wir selbst im Umgang mit unserem Schmerz gebremst wurden, können wir es nicht gut aushalten, wenn jemand anders weint. Wir wollen diese Person dann schnell trösten. Das Problem ist, dass wir in dem Fall zu wenig Raum dafür lassen, zu erspüren, was der Weinende tatsächlich braucht. Wenn die Teilnehmerinnen in der Gruppe die Erfahrung machen, dass sie ungestört weinen dürfen, bekommt die Situation einen ganz anderen Charakter. Selbstverständlich kann jemand, der Tränen vergießt, gefragt werden, ob er etwas braucht. Aber er muss die Möglichkeit haben, nachfühlen zu können, was er benötigt, und das auch ganz ehrlich äußern dürfen. Er muss nicht mit dem Weinen aufhören, damit andere sich besser fühlen. Braucht er Ruhe, indem er für sich ist, oder braucht er Trost von einer anderen Person? Er kann in Kontakt mit seinem verlassenen inneren Kind sein und sich um dieses Kind kümmern, statt dem konditionierten Kind zu folgen Es ist so heilsam, wenn der Schmerz sein darf und das verlassene Kind in uns Raum einnehmen kann.

Seelischen Schmerz wieder als das zu erleben, was er ist, nämlich ein natürliches Gefühl, verändert vieles. Für das verlassene innere Kind in uns einzustehen und beispielsweise andere um Hilfe und Trost für dieses Kind zu bitten, ist für viele emotionale Esser eine enorm wichtige Erfahrung. Aber auch das warme und tiefe Gefühl in uns, dass es sich in dem Moment richtig anfühlt, nur mit diesem Kind in uns und mit seinem Schmerz allein zu sein, ist sehr heilsam. Mögen ruhig alle anderen in der Gruppe mit etwas anderem beschäftigt sein.

Die 5 Säulen

„Das Ganze ist mehr als die Summe seiner Teile."

Aristoteles

Je weiter ich auf meinem Essensheilungsweg vorankam, desto klarer wurde mir, wie vielschichtig das Essproblem ist. Vor allem der Unterschied zwischen einem bloßen Umgang damit und tatsächlicher Heilung kristallisierte sich für mich immer deutlicher heraus. Dabei entdeckte ich vier Bereiche, mit denen ich mich immer wieder aufgefordert fühlte, zu arbeiten:

- Die innere Arbeit mit dem Körper:
  Ich habe spezielle Übungen dafür entwickelt.
- Einschränkende Glaubenssätze erkennen und auflösen
- Die Arbeit mit inneren Gefühlsfiguren[11]:
  Hierzu gehört sowohl die erweiterte Arbeit mit dem inneren Kind als auch die Arbeit mit den inneren Kritikern, Wächtern und anderen Persönlichkeitsanteilen.
  Der Begriff Gefühlsfigur ist eine Metapher für unsere Gefühle und Konditionierungen. Er hilft uns, sie greifbarer zu machen. Das erleichtert uns das Arbeiten damit.
- Die Änderung von Gewohnheiten (Verhalten)

Diese vier fundamentalen Bereiche waren für mich wie vier Säulen, die meinen Essensheilungsweg trugen. Nicht jeder einzelne

Bereich an sich ließ etwas Neues entstehen, sondern es war die Art und Weise, wie sie ineinander griffen. Erst dieses Zusammenspiel eröffnete mir einen ganz neuen Weg.

Während ich mit ihnen arbeitete, spürte ich, dass mit der Zeit eine Art liebevolle und fördernde innere Instanz in mir entstand. Sie umfasst die vier anderen Säulen und ermöglicht, dass wir unser Potenzial entfalten. Diese kann erfühlen und erkennen, was in der jeweiligen Situation zu tun ist und was unserem Wachstum dient. Indem wir sie in uns aufbauen, gewinnen wir immer mehr Vertrauen in den eigenen Heilungsprozess. Dadurch verändert sich mit der Zeit unser Blickwinkel und unser Gefühl für Situationen: Es entsteht eine zunehmende innere Freiheit und Ruhe.

Diese fördernde Instanz ist mehr als die Metaebene. Sie schließt sie mit ein, reicht aber weit über sie hinaus. Während sich die Metaebene als übergeordnete Sichtweise auf das Erkennen und Analysieren von Zusammenhängen beschränkt, umfasst die liebevolle Instanz sowohl die mentale Ebene als auch die körperliche und emotionale. Anders als bei der Metaebene wird eine Situation über das Rationale hinaus in Übereinstimmung mit dem eigenen Wesenskern auf allen Ebenen durchdrungen.

Ein Beispiel:
Nehmen wir an, wir müssten eine Entscheidung treffen. Wenn wir dafür nur die Metaebene zu Hilfe nehmen, erkennen und verstehen wir die Situation. Wir wägen auf der rationalen Ebe-

ne das Für und Wider ab, um uns dann für eine Seite zu entscheiden. Rational sind wir jedoch oftmals durch einschränkende Glaubenssätze beeinflusst. So können uns Sätze wie beispielsweise: „Geh lieber auf Sicherheit!“ in unserer Entscheidung erheblich beeinflussen. Dadurch besteht die Gefahr, eine Entscheidung entsprechend dieser einschränkenden Glaubenssätze zu treffen. Dies dient nicht immer unserem Wachstum und emotionalen Wohl.

Durch das Ausbilden unserer liebevollen inneren Instanz können wir die Situation umfangreicher erkennen, analysieren und ihr einen gleichwertigen Pol gegenüberstellen: unseren Körper. Erst durch die Einbeziehung der rationalen und der körperlichen Ebene können wir Entscheidungen treffen, die in tiefer Übereinstimmung mit uns selbst liegen.

Ich habe nichts gegen die mentale Ebene. Im Gegenteil: Ich halte sie für wichtig, um Dinge abzuwägen. Aber zum Stehen brauchen wir nicht nur ein Bein, sondern zwei.

Da für mich der Aufbau dieser Instanz elementar ist, habe ich ihr im Laufe der Zeit eine eigene Säule zugeschrieben. Erst dadurch, dass wir nicht mehr das Gefühl haben, einer Situation hilflos gegenüberzustehen oder ihr ausgeliefert zu sein, ändert sich etwas Grundlegendes: Wir verspüren in uns einen inneren Halt, eine innere Begleitung. Unser Vertrauen in den eigenen Lebensweg wächst.

Wenn mich Menschen fragen, was ich mit der liebevollen Instanz meine, ist es nicht einfach, dieses zu beantworten. Erst wenn wir mit ihr in Kontakt kommen, wird sie für uns vollständig erfahrbar und wir können sie begreifen. Dennoch verwende ich gern folgendes Bild, um diese fünfte Säule zu erläutern:

Stellen Sie sich einen Strom vor, der symbolisch für einen Teil des Lebensflusses steht. Auf ihm treiben viele kleine Holzbretter, die unsere Gefühle repräsentieren.

Die meisten Menschen haben das Ziel, ein Brett, das für ein positives Gefühl steht, schnell zu erreichen, um sich darauf zu setzen. Sobald wir dies jedoch tun, droht es im Wasser unterzugehen. Dann suchen wir Halt beim nächsten. Solange wir versuchen, uns in diesem Fluss an den Brettern festzuhalten, sind wir ein Spielball unserer Emotionen und fürchten mitunter zu ertrinken.

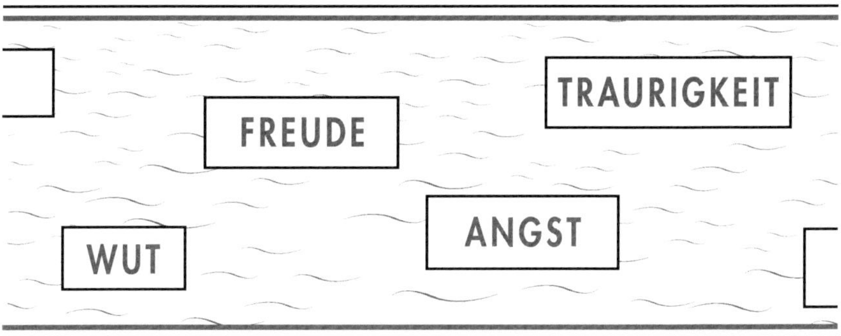

Durch das Arbeiten mit den 5 Säulen bildet sich mit der Zeit diese liebevolle Instanz in uns aus. Sie ruht am Flussufer und kann aus dieser Position das vorbei schwimmende Gefühlsbrettchen herausnehmen und intensiv erforschen. So kann sie dann auf allen Ebenen damit arbeiten. Durch den Austausch mit unserer inneren Instanz löst sich das unangenehme Gefühl auf und wir können am Leben wachsen.

Durch die fünfte Säule erfahren wir, dass der Fluss immer wieder neue Bretter bringt. Doch der Ort, an dem wir uns befinden, bleibt stabil.

Wir erleben, dass wir mehr sind als unsere Emotionen und mehr als unsere Biografie. Die „negativen“ Gefühle ängstigen uns im Verlauf dieses Prozesses immer weniger. Das Leben wird sehr viel leichter, wenn wir diese fördernde Instanz in uns aufbauen.

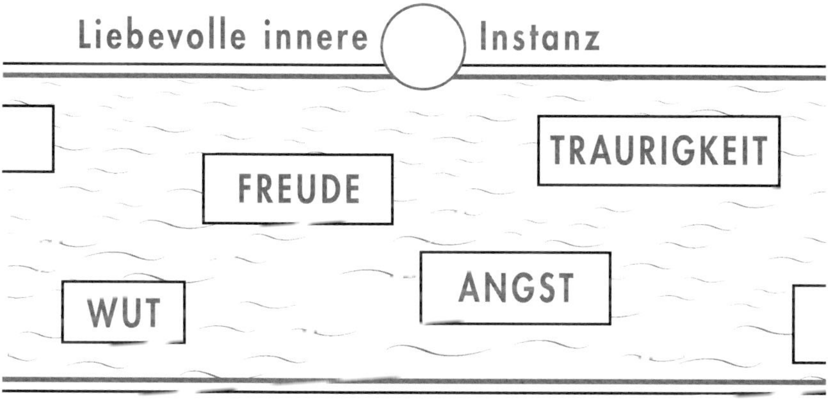

Wir fühlen uns lebendiger und empfinden unseren Werdegang eher als spannendes Abenteuer, das wir meistern können.

Viele Menschen tragen unbewusst den Glaubenssatz „Du schaffst es nicht! Du kannst das, was Du Dir wünschst, nicht bekommen!“ in sich. Die Folgen sind gravierend: Auf diese innere Härte reagieren sehr viele mit einem Zwangs- oder Suchtverhalten. Mithilfe der 5. Säule können wir dies transformieren und ein warmes, lebendiges Gefühl des Willkommenseins kehrt in uns ein. Diese 5 Säulen bilden heute das Fundament meiner therapeutischen Arbeit. Wenn ich Menschen auf ihrem Essensheilungsweg begleite, wende ich diese Therapieform an. Sie ist nicht nur für die Heilung von emotionalem Essen einsetzbar, sondern auch auf andere Bereiche übertragbar.

Erst die Erfahrung, sich selbstbestimmt helfen zu können, lässt tiefes Vertrauen in uns wachsen. Es geht nicht darum, dass eine andere Person etwas „mit uns macht“, sondern darum, dass wir lernen, in einer bestimmten Situation zu fühlen und zu wissen, wie wir ihr begegnen können.

Uns selbst und das Leben auf verschiedenen Ebenen zu erforschen und von uns selbst zu lernen, schenkt uns eine ganz neue Freiheit. Indem wir nicht mehr vor uns oder unserer Lebensgeschichte fliehen, sondern uns gleichsam dort abholen, wo wir sind, kommen wir nach Haus.

Nachwort

Und jetzt?

Vor einiger Zeit wurde ich in einem Interview gefragt, ob ich nicht ein paar Tipps zur Heilung von emotionalem Essen geben könnte. Ich verneinte dies und sagte, dass ich nichts von Schnellrezepten halte. Ich habe viel darüber nachgedacht und würde heute mit meiner Antwort sogar noch weiter gehen. Ich halte das Erteilen von Patentrezepten gegen emotionales Essen angesichts dieser tief gehenden Problematik genau genommen für respektlos.

Wir brauchen keine weiteren Ratschläge, die wir, wie alle vorherigen auch, ein paar Wochen lang befolgen und dann frustriert wieder zu den Akten legen. Was wir brauchen, ist der Mut, neue Wege zu gehen – nicht weiter am Symptom herumzudoktern, sondern zur eigentlichen Quelle vorzudringen. Erst dadurch kann sich etwas Grundlegendes ändern.

Ich habe natürlich nichts dagegen, unterstützende Ratschläge zu geben. Es liegt mir sehr am Herzen, Menschen auf ihrem Heilungsweg zu helfen. Entscheidend ist aber: Aus welcher Motivation heraus fragt jemand? Fragt er, weil er auf seinem Essensheilungsweg Unterstützung braucht oder weil er sein Essproblem nicht wirklich lösen, sondern eigentlich nur loswerden will?

Ich kann sehr gut verstehen, wenn jemand etwas, das ihm jahrelang das Leben erschwert hat, auch nicht einen Tag länger behalten will.

Aber wie sagte Henry Ford: „Wenn wir immer nur das tun, was wir immer getan haben, werden wir auch nur das erreichen, was wir schon immer erreicht haben.“

Ich hoffe sehr, liebe Leser, dass ich Ihnen mit diesem Buch einen tieferen Einblick in Ihre Essproblematik vermitteln konnte. Vielleicht konnte ich etwas dazu beitragen, dass Sie der schmerzhaften Abwertung und Selbstkasteiung etwas entgegensetzen können.

Dieses Buch – und es liegt mir sehr am Herzen, das noch einmal ausdrücklich zu betonen – ist in erster Linie als Fundament gedacht. Es soll zu einem neuen Verständnis für sich selbst und für das eigene Verhalten beitragen. Ich wünsche mir, dass dieses Buch für Sie ein Wegbereiter zu mehr Selbstliebe und innerer Freiheit sein kann.

Es gibt keine Wunderpille, aber Heilung ist möglich. Sie ist ein Prozess, der Zeit und Unterstützung braucht. Wie ich im Vorwort ausführlicher erklärt habe, ist dieses Buch ganz bewusst kein Arbeitsbuch. Es ist die Grundlage für einen ganzheitlichen Ansatz, das Essproblem dauerhaft zu lösen.

Ich bin öfter gefragt worden, ob ich nicht Seminarübungen in diesem Buch beschreiben könnte. Jeder, der auf einem Seminar war, wird bestätigen können, dass diese Übungen komplex und mächtig sind. Es bedarf einer intensiven persönlichen Anleitung und Begleitung, um sie zu vermitteln. Hier geht es eben nicht nur um eine Verhaltensänderung, sondern um einen wesentlich tieferen Ansatz.

Selbstverständlich ist der Besuch eines Seminares für Ihren eigenen Essensheilungsweg nicht zwingend notwendig. Jeder, der Interesse hat, sich zu erkunden, kann sich auf die innere Reise begeben. Dieses Potential ist in uns allen.

Wenn Sie den Heilungsweg von *Sehnsucht und Hunger* näher kennenlernen möchten, gibt es auf Vorträgen und Seminaren die Möglichkeit dazu. In meinen Seminaren erwerben die Teilnehmer konkretes alltagstaugliches psychologisches Handwerkszeug für ihren Essensheilungsweg. Ziel der Seminare ist es, einen Prozess in Gang zu setzen, den die Teilnehmenden auch im Alltag weiterführen können. Ich würde mich sehr freuen, wenn wir uns dort begegnen.

Für Ihren Essensheilungsweg wünsche ich Ihnen von Herzen alles Gute und ein emotional erfülltes und selbstbestimmtes Leben, das Sie lieben!

Ihre
Maria Sanchez

Eine persönliche Rückmeldung

Ich bekomme zahlreiche Mitteilungen von Seminarteilnehmerinnen, die mir von ihren Erfahrungen auf ihrem Heilungsweg berichten. Manche davon bewegen mich sehr. So auch diese:

„Liebe Maria,

noch immer trage ich den dort gewonnenen Eindruck in mir, dass dieses Wochenende der Beginn vom wundervollen Rest meines Lebens ist. Ich danke Dir unendlich, dass Du uns so ganz verschiedene Frauen zu einer Gruppe werden ließest und für all das, was Du mir von mir selbst zurückgegeben hast. Ich trage ganz ohne Anstrengung mein verlassenes inneres Kind in mir. Ich packe ihr morgens Essen ein, als sei sie meine kleine Tochter, und sie ist so dankbar, essen zu dürfen.

Sie ist nun da und ich bin mehr. Sie sitzt neben mir oder ist in mir, wo immer ich bin. Ich merke, wie die Tage danach dieses Gefühl nicht verändert, nur eher noch gefestigt haben. Auch weiß ich, dass der Weg lang sein wird, aber plötzlich ist da eben ein Weg, wo vorher nur Selbsthass und Kontrolle waren.
Für meine ganz persönliche Geschichte ist mir klar geworden, dass mir auch und vor allem Vorbilder gefehlt haben. (…) Ich traf nur sehr wenige in meinem Leben – Du hast einen großen Fußabdruck hinterlassen (…).

Deine Worte und Gedanken haben sich fest in mir eingeprägt, das Wochenende wärmt mich noch immer.
Ich war lange in Raumfahrtprojekten tätig, daher der Vergleich mit einem Spaceshuttle: Für ein Shuttle, das um die Erde kreist, ist nur ein paar Sekunden Feuern der Steuerdüsen nötig, um die Laufbahn so zu verändern, dass durch die Schwerkraft der Wiedereintritt in die Atmosphäre automatisch und unumgänglich eingeleitet wird. Darum ist der Zeitpunkt, zu dem man zündet, sehr von Bedeutung, denn ein Wiedereintritt in die Atmosphäre ist danach nicht mehr zu verhindern. So kann ich meine Situation am besten beschreiben. Ich habe die Zündung hinter mir.

Ich hatte (...) viele Anlässe, Essanfälle zu bekommen, nur zweimal ist es auch passiert. Beide Male konnte ich jedoch beobachten, was ich da tue und mir verzeihen. Ich kämpfe sehr viel mit Tränen der Rührung, wenn ich meine Muster selbst erkenne.
Es ist, als sähe man einem kleinen Kind, das man liebt, ins Gesicht, wenn es versucht, zu erklären, weshalb es geschummelt hat. Nie zuvor hatte ich ansatzweise Zugang zu Vergebung mir gegenüber. Nie kannte ich das Verzeihen meiner Fehler. Beim zweiten Essanfall konnte ich mir beim suchtartigen Einkaufen von 24 süßen Teilchen, Schokolade und Weiterem zusehen. Ich habe auch davon gegessen, geschlungen, doch ich konnte abbrechen und den Berg von Kuchen meinen Kollegen in die Arbeit mitbringen.
(...) Deine Werkzeuge, die Du uns an die Hand gegeben hast, sind bestechend einfach und einleuchtend. Ich traue mich dank

der CDs in die Körperübungen, ich habe geradezu das Bedürfnis, mich in diese Übungen zu bringen und übe fast täglich, dem Druck in mir Raum zu geben. (...)

Maria, ich danke Dir unendlich für die Zündung, die mir die Heimkehr erlaubt. Ich werde Dir berichten, wenn ich gelandet bin, gerne auch von unterwegs.

Sei herzlich gegrüßt."
Bianca

Begriffe und Erläuterungen

[1] **Body Mass Index**

Er dient als Messziffer zur Bewertung des Körpergewichts eines Menschen. Die Formel zum Errechnen des Body Mass Index (kurz BMI genannt) lautet: BMI = Körpergewicht (in kg) geteilt durch Körpergröße (in m) zum Quadrat. Wiegen Sie beispielsweise 75 kg und sind 1,60 m groß, heißt das 75 : 1,60 : 1,60 = 29,3. Damit hätten Sie einen BMI von 29.

[2] **Glaubenssätze**

sind Leitsätze, die unsere Überzeugung widerspiegeln und die wir für wahr halten. Sie sind aus unserer Erfahrung entstanden oder wir haben sie unbewusst von anderen übernommen. Es gibt unterstützende Glaubenssätze wie beispielsweise: „Das Leben ist mir wohlgesonnen!“, „Ich bin liebenswert!“ oder „Ich kann alles erreichen!“ und einschränkende: „Egal, was ich tue, es klappt sowieso nicht!“, „Ich bin ein Versager!“ oder „Ich werde nur geliebt, wenn ich Leistung bringe!“ Glaubenssätze bestimmen die Art und Weise, wie wir die Welt sehen und steuern den Fokus unserer Aufmerksamkeit. Sie regieren oft unbewusst unser Leben und bestimmen, wie wir Informationen aufnehmen und interpretieren.

[3] **Bulimie**
Bulimie-Betroffene können normalgewichtig, unter- oder übergewichtig sein. Sie werden von Heißhungerattacken heimgesucht und versuchen ihr Gewicht durch Erbrechen, Hungern, den Missbrauch von Abführ- oder Brechmitteln und ausgiebigen Sport zu kontrollieren. Die Essanfälle treten mehr oder weniger regelmäßig auf und es kann zu mehrmaligem täglichen Erbrechen kommen. Da dem Körper durch das Übergeben bzw. durch den Abführmittelmissbrauch wichtige Nährstoffe entzogen werden, kann Bulimie zu gefährlichen Elektrolytstörungen und körperlichen Komplikationen führen.

[4] **Gefühlsspannungen**
sind innere Spannungen, die wir aufgrund von „negativen" Gefühlen in uns aufgebaut haben und die sich uns über körperliche Empfindungen zeigen. Beispielsweise eine Enge im Hals bei einem Angstgefühl oder ein Zusammenziehen des Magens bei Wut.

[5] **Experiment Kaiser Friedrichs II.**
Bei diesem Menschenversuch wollte der Kaiser herausfinden, welche Ursprache sich bei einem Menschen entwickelt. Zu diesem Zweck ließ er Neugeborene von Pflegerinnen füttern, waschen und wickeln, gab ihnen jedoch die strikte Anweisung, kein Wort mit ihnen zu sprechen und ihnen keinerlei emotionale Zuwendung zu geben. Die Pflegerinnen sollten ohne jede Mimik und ohne Liebe die Kinder versorgen. Schon nach kurzer Zeit starben alle Kinder. Aus diesem grausamen Experi-

ment (und es gab in der Geschichte noch weitere dieser Art) ließ sich der Schluss ziehen, dass Kinder ohne liebevolle Zuwendung nicht überleben können.

6 **Die inneren Kritiker**

Um emotional zu überleben, lernen wir unsere Bedürfnisse abzuspalten. Wir stufen sie ein als unwichtig, schlecht, egoistisch oder beispielsweise als Zeichen der Faulheit. Das Gefühl für uns selbst geht verloren. Als Folge davon entstehen später, auch ohne dass noch zusätzliche Übergriffe hinzukommen müssen, Glaubenssätze wie: „Mit mir stimmt etwas nicht"; „So, wie ich bin, bin ich nicht liebenswert"; „Ich bin so nicht in Ordnung." Daraus entwickeln sich unsere inneren Kritiker.

7 **Das innere Kind**

steht für unseren Wesenskern, für unsere Essenz. Es steht für das, was uns ausmacht und was einzigartig ist. Für das, was in uns danach strebt, ins Leben zu kommen, für unsere Lebensfreude, Kreativität und Lebenslust.

8 **Das konditionierte Kind**

Machen wir als Kind die Erfahrung, dass wir unsere emotionalen Bedürfnisse zugunsten des Umfeldes zurückstellen müssen, entwickeln wir in uns das konditionierte Kind. Wir passen uns den Bedingungen des Umfeldes an. Dieses Kind steht für Vorstellungen und Überzeugungen, wie wir uns in der Welt verhalten sollen.

[9] Das verlassene innere Kind

Hinter jedem konditionierten Kind steht ein verlassenes inneres Kind. Als sich das konditionierte Kind in uns entwickelt hat, mussten wir unbewusst unseren Wesenskern verlassen. Um als Kind in unserem Umfeld zu leben, passen wir uns diesem an und stellen unsere tieferen emotionalen Bedürfnisse zurück. Dadurch entsteht ein Gefühl des Alleinseins in uns oder, symbolisch gesprochen, ein verlassenes inneres Kind.

[10] Die inneren Wächter

Wächter versuchen zu verhindern, dass wir in Kontakt mit unserem verlassenen inneren Kind kommen. Als Kind und Jugendliche war das sinnvoll. Heute als Erwachsene hat diese emotionale Überlebensstrategie ihren Sinn verloren und hindert uns, unsere Kraft auszuschöpfen und uns voll zu entfalten.

[11] Gefühlsfiguren

Der Begriff Gefühlsfigur ist eine Metapher, die ich für unsere Gefühle und Konditionierungen verwende. Sie hilft uns, diese greifbarer zu machen. Das erleichtert uns das Arbeiten mit ihnen.

Literatur

Bass, Ellen und Laura Davis: Trotz allem
Wege zur Selbstheilung für sexuell missbrauchte Frauen
Berlin: Orlanda Frauenverlag, 1990
Dieses Buch ist sehr hilfreich, um Erinnerungen von sexuellem Missbrauch begegnen zu können.

Hayden, Torey L.: Sheila
Der Kampf einer mutigen jungen Lehrerin um die verschüttete Seele eines Kindes
München: Deutscher Taschenbuch Verlag, 1996
Ein berührendes Buch, das beschreibt, wie ein schwer traumatisiertes Kind durch liebevolle Hinwendung heilt.

Liedloff, Jean: Auf der Suche nach dem verlorenen Glück
Gegen die Zerstörung unserer Glücksfähigkeit in der frühen Kindheit
München: Beck, 1991
Ein wichtiges Buch, das einen Einblick in eine tatsächlich existierende Gesellschaft gewährt, in der das Urvertrauen nicht durch die Kindererziehung verloren geht.

Danksagung

Ich möchte mich bei all den Menschen bedanken, die mir ihre Zeit und ihr Herz geschenkt haben, damit dieses Buch entstehen konnte. Meiner wunderbaren Freundin Natascha Galinski danke ich für ihre außerordentliche Freundschaft und die große Liebe, die sie diesem Buch in bereichernden Stunden des Zuhörens und des Austausches entgegengebracht hat. Bei Sebastian Elsässer möchte ich mich sehr herzlich für die tiefgreifende Inspiration in meinem Leben bedanken. Für ihre Feinsinnigkeit und ihre bereichernden Anregungen zu diesem Buch möchte ich meiner Herzensfreundin Birgit Fischer danken, die dieses Buch durch ihr Lektorat sehr bereichert hat. Meinem Freund Christos danke ich sehr für seine praktische Hilfe und dafür, dass seine „feine Nase" für Details diesem Buch zugute gekommen ist. Markus Friedrich danke ich für seine inspirierenden Anmerkungen und Alex für seine tatkräftige Unterstützung.

Auch möchte ich all jenen Menschen danken, die ich auf ihrem Essensheilungsweg begleiten durfte und die dadurch wesentlich zur Entstehung dieses Buches beigetragen haben.
Ich empfinde die ergreifende und erfüllende Erfahrung, mit Menschen arbeiten zu dürfen, als Privileg und bin dafür sehr dankbar.

Online-Kurse

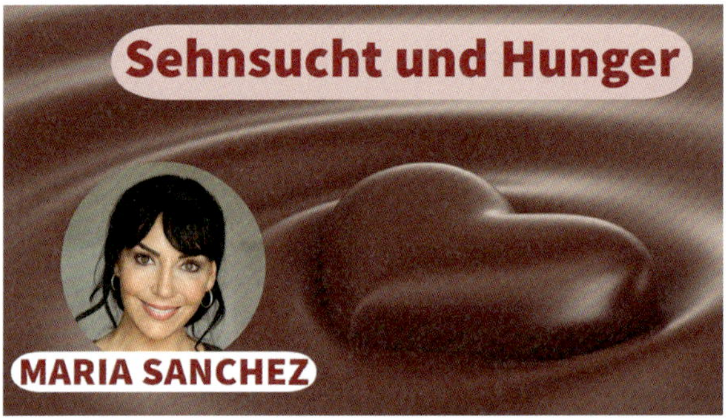

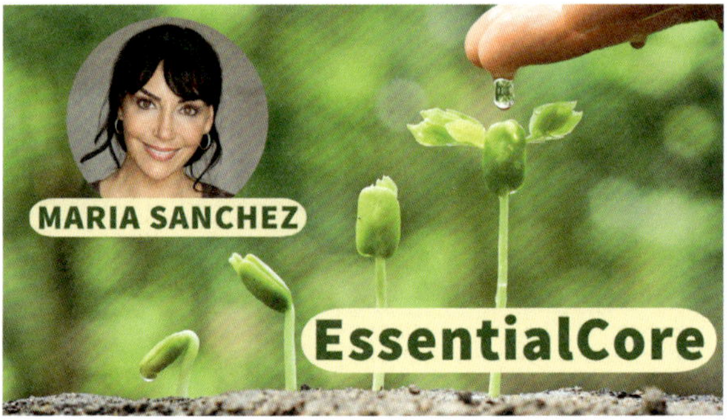

Weitere Informationen findest Du unter:
www.mariasanchez.de

Ziel des EssentialCore • Sehnsucht und Hunger - Ansatzes ist es, Menschen darin zu unterstützen, sich selbst emotional begleiten zu lernen, um so zur Expert:in für sich selbst werden zu können. Bereits seit vielen Jahren zeigt Maria Sanchez Betroffenen sowohl in ihren Online-Kursen als auch auf ihren Präsenz-Seminaren erfolgreich, wie sie ein inneres Navigationssystems aufbauen, das sie wie eine Art „Selbsttherapie" anwenden können. Das Herzstück bildet hierbei die emotionale Selbstbegleitung. Durch diese spezielle, von Maria Sanchez selbst entwickelte Herangehensweise können Psychologie und Spiritualität schrittweise fruchtbar ineinandergreifen.

Die Selbstbegleitung kann sowohl am emotionalen Essen entlang (Sehnsucht und Hunger) als auch an jedem anderen leidbringenden Symptom, wie beispielsweise Depressionen, Ängste, Zwänge und Beziehungsprobleme usw. (EssentialCore) angewendet werden. Dafür erlernen die Teilnehmer:innen neben dem theoretischen Fundament spezielle Übungen für den Alltag, die ihnen eine neue Wahrnehmung für sich selbst ermöglichen. Zudem gehen die Online-Kurse unter anderem mit Live-Frage-Antwort-Abenden (jeweils ca. 90 Minuten Dauer) einher, bei denen Maria Sanchez persönlich auf Fragen der Teilnehmer:innen eingeht.

Auf dieser Grundlage können die Teilnehmer:innen ihre psychischen und psychosomatischen Symptome neu kennenlernen und nach und nach erfahren, wie sich der bisher innere Feind zum engsten Verbündeten wandeln kann.

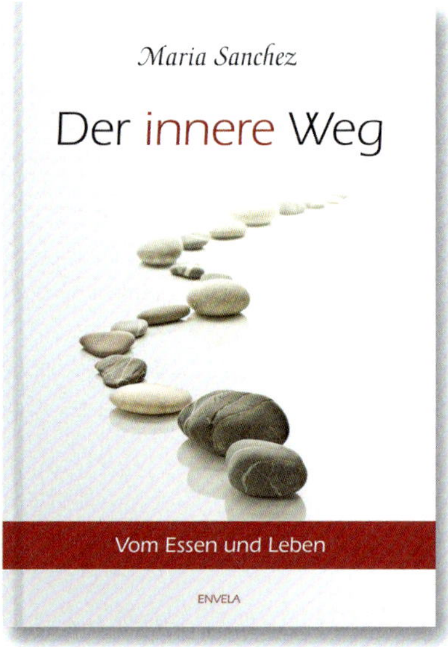

293 Seiten,
auch als eBook

In ihrem zweiten Buch vertieft Maria Sanchez die Inhalte des vorangegangenen Buches „Sehnsucht und Hunger – Heilung von Emotionalem Essen". Darüber hinaus legt sie den Fokus auf die sogenannte Emotionsfiguren-Dynamik, die sowohl allen Suchtstrukturen als auch allen wiederkehrenden leidvollen psychischen Symptomen – wie Depressionen, Ängsten, anhaltenden Einsamkeitsempfindungen usw. – zugrunde liegt.

Maria Sanchez zeigt auf, warum der Fokus bei einem Essproblem – entgegen der in unserer Gesellschaft vorherrschenden Meinung – nicht auf der Nahrungsaufnahme liegen sollte, sondern auf den Emotionen, die an sie gekoppelt sind. Betroffene werden ermutigen, die Verantwortung nicht länger an einen Ernährungs- oder Sportplan abzugeben, sondern sie wieder zu sich zurückzuholen.

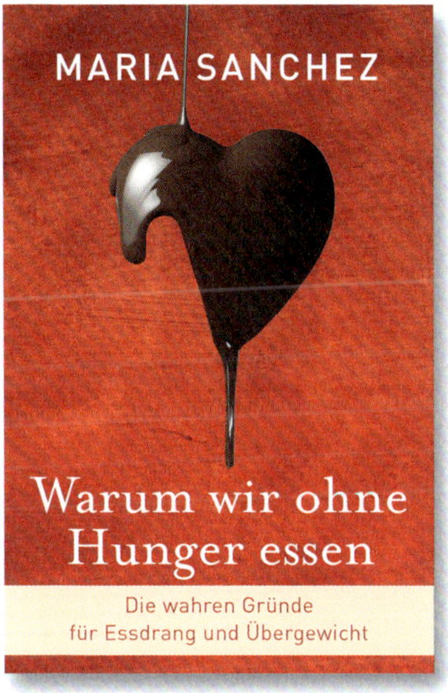

240 Seiten,
auch als eBook

Das dritte Buch von Maria Sanchez ist als eine Art Frage-und-Antwort-Buch konzipiert unter dem Aspekt: Was bedeutet der Ansatz „Sehnsucht und Hunger" im Alltag. Es basiert auf ihrer Radiosendung „Durch dick und dünn mit Maria Sanchez" bei RadioBremen.

Maria Sanchez hat aus den zahlreichen Einsendungen, die sie im Rahmen der Radiosendung erreicht haben, viele interessante Fallbeispiele ausgewählt, die sie im Verlauf des Buches beantwortet. Darunter sind beispielsweise Anfragen besorgter Mütter zum Essverhalten ihrer Kinder, Fragen zum Zusammenhang von Depression und Essdruck, zur Suchtverlagerung, zu traumatischen Erlebnissen, zur Angst, verlassen oder nicht anerkannt zu werden, zu immer wiederkehrender Bulimie oder auch zu Therapien und Diäten, die nie langfristig etwas gebracht haben, da die wahren Gründe für den Essdrang und das Übergewicht nie Beachtung fanden.

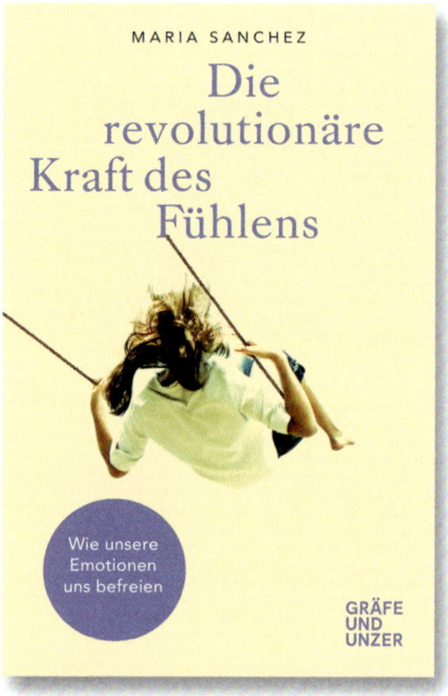

208 Seiten, auch als eBook

In ihrem vierten Buch erweitert Maria Sanchez den von ihr entwickelten Sehnsucht und Hunger - Ansatz auf andere Felder wie Depressionen, Angststörungen, Erschöpfungszustände, Traumata sowie nicht essgebundene Suchtstrukturen.

Maria Sanchez beschreibt hierin, dass die Ursachen für ganz unterschiedliche Symptome identisch sind. Sie blickt dabei sehr kritisch auf Themen wie „innere Selbstoptimierung" und vermeintliche „Potenzialentfaltung", denn diese befeuern oft unbewusst die Ursachen für viele psychische Probleme. Darüber hinaus zeigt Maria Sanchez anhand zahlreicher Beispiele und Erfahrungen aus ihrer therapeutischen Arbeit, wie die Rückkehr zu einer wahrhaftigen emotionalen Intimität mit uns selbst gelingen kann, und sie gibt den Leser:innen erste Eindrücke eines inneren Navigationssystems an die Hand, um sich neu kennenlernen zu können – denn mit uns ist nichts verkehrt!

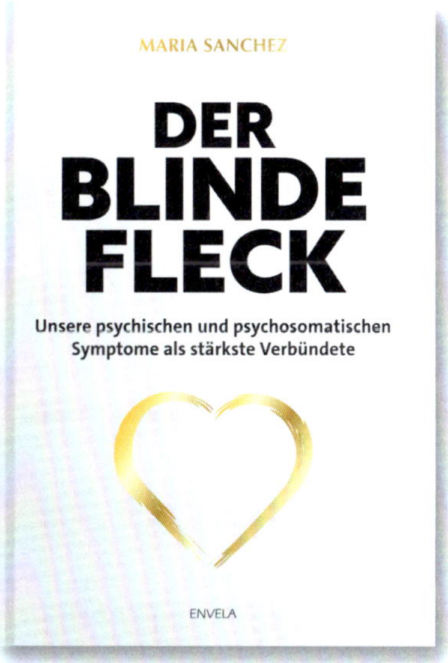

240 Seiten,
auch als eBook

Maria Sanchez' fünftes Buch ist den Seiten in uns gewidmet, die niemand haben will. Den Anteilen in uns, die wir ablehnen, weil wir uns von ihnen in unserem Leben gestört oder vielleicht sogar gepeinigt fühlen. Denen, die beispielsweise depressiv sind oder übermäßig viel essen wollen, die viel Angst haben oder schnell unter Druck geraten. All den Seiten, von denen wir meinen, dass unser Leben ohne sie besser, leichter oder schöner wäre.

In diesem außergewöhnlichen Buch lädt Maria Sanchez dazu ein, unsere psychischen und psychosomatischen Symptome auf eine völlig neue Weise kennenzulernen. Sie schärft unsere Sinne für einen universalen blinden Fleck, der unerkannt immer wieder zu Leiden führt. Dieses Buch ist der Weckruf für das bisher fehlende Bindeglied, um Psychologie und Spiritualität essenziell zu verbinden.